中国医学临床百家·病例精解

首都医科大学附属北京友谊医院

胸外科疾病

病例精解

李浩　常栋／主编

科学技术文献出版社
SCIENTIFIC AND TECHNICAL DOCUMENTATION PRESS
·北京·

图书在版编目（CIP）数据

首都医科大学附属北京友谊医院胸外科疾病病例精解/李浩，常栋主编 . —北京：科学技术文献出版社，2019.7

ISBN 978-7-5189-5268-7

Ⅰ.①首… Ⅱ.①李… ②常… Ⅲ.①胸腔外科学—病案 Ⅳ.①R655

中国版本图书馆 CIP 数据核字（2019）第 037525 号

首都医科大学附属北京友谊医院胸外科疾病病例精解

策划编辑：王梦莹　责任编辑：彭　玉　王梦莹　责任校对：文　浩　责任出版：张志平

出　版　者	科学技术文献出版社
地　　　址	北京市复兴路 15 号　邮编 100038
编　务　部	（010）58882938，58882087（传真）
发　行　部	（010）58882868，58882870（传真）
邮　购　部	（010）58882873
官 方 网 址	www. stdp. com. cn
发　行　者	科学技术文献出版社发行　全国各地新华书店经销
印　刷　者	北京虎彩文化传播有限公司
版　　　次	2019 年 7 月第 1 版　2019 年 7 月第 1 次印刷
开　　　本	787×1092　1/16
字　　　数	93 千
印　　　张	8.5
书　　　号	ISBN 978-7-5189-5268-7
定　　　价	68.00 元

主编简介

李浩，临床医学硕士，副主任医师。1997年毕业于北京医科大学，在北京友谊医院胸外科工作，研究方向为"肺孤立性小结节的诊断治疗"，发表多篇相关论文。临床工作20余年，对肺、食管、纵隔良恶性疾病诊断治疗及微创手术经验丰富。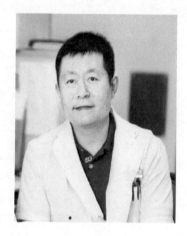

发表文章：

1. 2cm以下周围型非小细胞肺癌125例淋巴结转移规律分析. 中国误诊学杂志，2010，10（1）.

2. 肺孤立结节392例诊治体会. 中国医刊，2009，44（12）.

3. 外科治疗直径不大于3cm的细支气管肺泡癌32例. 中国肿瘤临床与康复，2011，18（1）.

4. 纵隔脂肪肉瘤三例的外科治疗体会. 国际外科学杂志，2010，37（12）.

5. 42例非小细胞肺癌剖胸探查的原因分析及体会. 临床和试验医学杂志，2008，7（9）.

6. 直径≤10mm的小肺癌33例外科治疗体会. 中华肿瘤防

治杂志，2011，18（9）．

7. 白血病抑制因子对非小细胞肺癌细胞增殖和侵袭的影响及其机制．肿瘤防治研究，2015，42（5）．

常栋，临床医学博士。首都医科大学附属北京友谊医院胸外科主任医师、副教授、硕士研究生导师。2008 年首都医科大学博士毕业后留院工作至今。美国 Duke 大学访问学者。先后获得 2011 年度、2013 年度、2016 年度

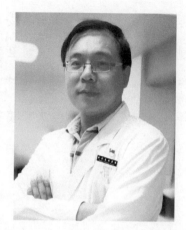

北京友谊医院"先进个人"、2017 年度"优秀共产党员"等荣誉称号。

从事胸外科临床工作 24 年，专业技术熟练、临床经验丰富。曾在我国食管癌高发区（河南林州）工作多年，专注食管癌和贲门癌的早诊早治。擅长胸腔镜手术治疗肺癌、食管癌、气胸等胸部良恶性疾病，倡导以微创手术为主的综合治疗和快速康复。

科研侧重于食管癌侵袭转移和气胸发病机制的研究，在国内率先建立了食管鳞癌原位移植动物模型。发表学术论文 20 余篇、参编专（译）著 4 部、承担科研课题 5 项。多次参与国家卫健委卫生发展研究中心主导的全国新医改课题项目（医疗操作服务分类与编码、DRGs 收付费等）研究。

主要学术兼职：中国医师协会胸外科医师分会青年委员、中国研究型医院学会胸外科学专业委员会青委会副主委、北京医学会胸外科学分会青年委员暨肺癌学组委员、中国医学基金会胸外科学专业委员会常委兼副秘书长、中国老年学和老年医学学会肿瘤康复分会委员暨食管癌专家委员会秘书长、全国医

师定期考核胸外科专业编委会秘书长、全国 DRGs 收付费项目规范胸外咨询专家、中国卫生信息学会卫生信息标准专委会医疗服务操作项目分类与编码专业学组委员、《肿瘤防治研究》等多种核心期刊编委或审稿专家。

前　言

　　本书所收集的病例均是首都医科大学附属北京友谊医院胸外科近年来诊治的真实病例。其中既有肺癌、食管癌等常见疾病，也有疑难危急重症疾病；既有可以按指南循规而行的经典案例，也有少见罕见疾病；既有判断正确、措施得当、预后良好的成功经验，也有部分失败的教训。

　　从本质上讲，临床医学的进展应归功于医学理论和科学技术的进展，对于胸外科而言，近30年来最为重要的事件是电视胸腔镜手术的普及和循证医学的深入人心，前者是胸外科技术发展的里程碑，而后者在很大程度上冲击了个人经验在临床工作中的传统地位。在可以遇见的未来，人工智能、精准医学、大数据和真实世界研究，即将对临床工作产生巨大的，甚至是颠覆性的影响。但无论是何种进步，最终都还是要通过医生对每一例患者个体的诊治来验证和实现其价值。

　　本书以临床病例为切入点，记录并分析了病例的临床特点和诊疗过程。在讲述处理问题的方法的同时，也体现了临床基本的诊治思路，非常贴近临床医生和医学生的阅读和思考习惯。疾病是一种客观存在，医生对每一位患者的诊治过程，都是综合应用所掌握的理论和技术，不断地接近疾病的本质并帮助患者最大程度上回归生活的过程。本书中可能存在一些瑕疵，甚至谬误，欢迎大家批评指正。

崔永

目 录

肺部单发疾病

001 肺隔离症延误诊治一例 …………………………………… 1

002 小细胞肺癌合并双下肢无力一例 …………………… 6

003 双侧支气管扩张一例 …………………………………… 9

004 肺泡蛋白沉积症一例 …………………………………… 13

005 肺包虫病一例 ……………………………………………… 16

006 巨大肺囊肿一例 ………………………………………… 22

007 空洞型肺腺鳞癌一例 …………………………………… 25

008 胎儿型肺癌一例 ………………………………………… 29

009 支气管黏膜平滑肌瘤一例 …………………………… 32

食管及食管胃连接部单发疾病

010 继发性贲门失弛缓症一例 …………………………… 36

011 Heller 手术附加膈肌瓣成形术治疗贲门失弛缓症一组 …… 41

012 原发性食管恶性黑色素瘤四例 ……………………… 45

013 食管良性狭窄的外科治疗一例 ……………………… 50

014 自发性食管破裂一例 …………………………………… 54

胸壁、胸膜、纵隔疾病

015 右侧大量胸腔积液一例 ………………………………… 58

016 动脉韧带钙化合并纵隔内气肿一例 ………………… 62

017 心包囊肿一例 ……………………………………………… 66

1

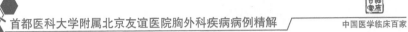
018 胸外伤纵隔内异物一例 …………………………………… 69

019 脓胸一例 ……………………………………………………… 73

020 胸腺癌侵犯大血管一例 …………………………………… 76

021 手术治疗化脓性肋软骨炎一例 …………………………… 80

022 多发肋骨骨折一例 ………………………………………… 83

023 纵隔淋巴瘤一例 …………………………………………… 86

024 月经性气胸一例 …………………………………………… 89

多原发肿瘤

025 肺癌合并淋巴瘤一例 ……………………………………… 93

026 食管胃连接部腺癌合并肺腺癌一例 ……………………… 97

027 双侧多原发肺癌一例 ……………………………………… 101

028 食管黏液表皮样癌合并悬雍垂鳞癌及下咽鳞癌一例 ……… 104

术后并发症

029 食管囊肿术后并发乳糜胸一例 …………………………… 108

030 食管癌术后并发吻合口瘘一例 …………………………… 112

附录

首都医科大学附属北京友谊医院简介 ………………………… 117

首都医科大学附属北京友谊医院胸外科简介 ………………… 119

肺部单发疾病

001 肺隔离症延误诊治一例

病历摘要

基本资料：患者，女性，17岁。主因"发现不明原因左下肺阴影18个月"入院。18个月前无明显诱因咳嗽、发热，低热为主，体温最高不超过38℃。当地医院胸部CT平扫检查考虑"肺部感染"，抗感染治疗3周，咳嗽和发热症状缓解，但影像学改变不明显。遂就诊于京城某军队医院，诊断为"肺结核"，给予抗结核治疗5个月，复查胸部CT平扫提示左下肺阴影未见变化。后至当地

笔记

省胸科医院行 CT 引导下肺穿刺活检，病理报告"炎性组织"，停止抗结核治疗。之后间断抗感染治疗近 12 个月。患者饮食、睡眠好，大小便正常。既往体健，无家族史。

体格检查：双侧锁骨上淋巴结未及肿大，胸廓对称，双肺呼吸音清，左下肺呼吸音略低，未闻及干湿性啰音。

辅助检查：1. 胸部 CT 平扫＋增强＋血管三维重建检查：平扫可见左肺下叶斑片状阴影，实性密度病灶为主（图 1 - A），与正常肺组织之间无明确界限。增强扫描可见自胸主动脉发出分支血管供应左下肺病变区域，分支血管直径约 1.1cm（图 1 - B）。血管三维重建可见粗大异常供血血管供应左下肺病变区域（图 1 - C），并且有小分支向下走行供应膈肌（图 1 - D）。2. 经股动脉穿刺行胸腹主动脉血管造影检查：胸主动脉左下肺异常供血分支仅供应膈肌，未供应膈下脏器。

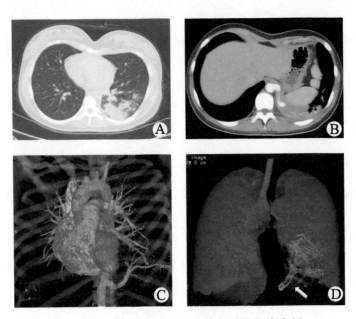

图 1　左下肺隔离症患者的胸部 CT 影像资料

注：图 1 - A：胸部 CT 平扫示左下肺斑片状阴影；图 1 - B：胸部增强 CT 示胸主动脉发出的供应血管；图 1 - C：胸部 CT 三维重建显示粗大的异常供血血管；图 1 - D：箭头示异常血管有小分支向下走行供应膈肌。

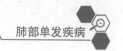

入院诊断：左下肺隔离症（叶内型）。

治疗方案：开胸探查、异常血管离断、左肺下叶切除术。

治疗经过：术中探查见左肺下叶近膈面部分肺组织炎性实变，与周围正常组织无明确界限，考虑为叶内型肺隔离症，无法局部切除。游离并显露发自胸主动脉的异常供血动脉，从其根部结扎、缝扎双重处理后离断，分别处理下肺静脉及下叶支气管后行左肺下叶切除术。

随访结果：患者术后恢复满意，顺利出院。随访 5 年无异常。

病例分析

　　肺隔离症是指有异常体循环动脉供血的肺囊肿症，是临床上相对多见的先天性肺发育畸形，占肺部疾病的 0.15%～6.40%，占肺切除的 1.1%～1.8%。可能机制为胚胎时期一部分肺组织与正常肺主体分离，单独发育并接受体循环的异常动脉供血，而形成无呼吸功能的囊性包块。肺隔离症分为叶内型和叶外型：（1）叶内型隔离肺无自身胸膜，与正常肺组织间无明显界限，共存于同一肺叶中，囊腔与正常的支气管相通或不相通，较少合并其他畸形；（2）叶外型隔离肺有自己独立的胸膜，孤立于正常肺组织之外，类似于"副叶"，囊腔与正常支气管不相通，常合并其他畸形，如先天性膈疝、异常肺静脉引流。

　　肺隔离症多见于青少年，年龄在 10～40 岁，男性多于女性，叶内型多于叶外型，左侧多于右侧，临床表现如下：（1）叶外型肺隔离症因其包有自己的胸膜，且不与支气管相通，感染机会少。因此，如没有其他明显的畸形，叶外型隔离肺只是一软组织包块，可毫无症状。多在体检时意外发现；（2）叶内型肺隔离症比叶外型肺隔离症临床多见，常位于左肺下叶内、后基底段。叶内型隔离肺，

笔记

特别是与支气管相通者，容易继发感染，多在青壮年出现咳嗽、咳痰、咯血、反复发作的肺部感染，与肺脓肿症状相似。经抗感染治疗，症状可暂时缓解。查体局部叩诊浊音，呼吸音减低，有时可听到湿性啰音。本例患者经手术证实为叶内型，临床表现与文献报告相似，反复肺部感染为主要症状。

肺隔离症的诊断性辅助检查包括胸部 CT 平扫 + 增强、胸部 MRI、血管造影等，关键在于判断异常供血动脉的来源和分布。经股动脉插管行主动脉造影或选择性动脉造影（于降主动脉起始部注造影剂），可以观察到异常体动脉分支供应病变部位肺组织。本例患者入院后经过全面的胸部 CT 平扫、增强、三维重建检查（图 1），得以明确诊断，术前即可清晰显示来自胸主动脉支配左下肺组织的异常供应血管，为顺利和安全手术提供了保障。

肺隔离症有反复感染、咯血等风险，也有报道异常供血动脉有发展成动脉瘤可能，因此一旦诊断即应手术治疗。可以采用传统开放手术或电视胸腔镜微创手术，手术切除范围为肺叶部分切除或肺叶切除术（叶内型多需肺叶切除）。手术的关键在于异常动脉的处理。异常动脉多来自胸主动脉下部或腹主动脉上部，较为粗大，直径 0.5 ~ 2.0cm，常走行于下肺韧带内。由于反复感染炎症刺激，动脉管壁可能较脆弱，一般采取双重结扎或缝扎，单纯使用切割缝合器离断可能不太安全。本例术中采用了传统的丝线双重结扎 + 缝扎处理异常供血动脉，效果确切。肺隔离症手术治疗的预后良好，本例已随访 5 年，患者一般情况好。

病例点评

本病例从初始就诊到手术治疗，延误长达 18 个月之久。总结

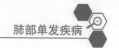

起来，问题主要在于临床诊断思维僵化和辅助检查不完善。

1. 注重独立思维，不可先入为主。 本例患者因肺部感染起病，先后在多家医院就诊。早前就诊的军队专科医院诊断为肺结核，并抗结核治疗5个月，虽然疗效并不显著（左下肺肿物未明显缩小），但随后的多家医院并未重新独立思考该病的诊断与鉴别诊断，并未再进行更全面的检查，而是过度相信之前医院的诊断，以至于患者被误诊为肺结核病延误治疗长达18个月之久。

2. 检查全面规范，多个学科会诊。 肺部疾病的诊治，首先要有规范和全面的辅助检查，胸部CT平扫＋增强是最基本的检查方法，还应包括心肺功能测定、下肢深静脉超声检查等。每一项检查都遵循其技术规范，就不会造成漏诊和误判。实际上，肺隔离症的诊断并不困难，标准的胸部平扫＋增强CT即可发现自胸主动脉发出的异常供血动脉，动脉血管三维重建更可清晰显示异常血管的起源和走行。另一方面，内科常规治疗无效的所谓"肺部感染、肺部阴影"，应该及时请胸外科会诊，多学科商讨，多角度分析，必要时外科干预。此病例在长达18个月的诊治过程中，尽管做了多次胸部CT，但均为平扫，来我院之前竟无一家医院做胸部增强CT，由此凸显规范、全面检查的重要性。

参考文献

1. 柳明亮，宋帅，崔永，等. 肺隔离症误诊肺结核一例. 中华临床医师杂志（电子版），2013，7（15）：7335-7336.

2. Mohammad A, Ryu J H. Pulmonary sequestration in adults: a retrospective review of resected and unresected cases. BMC Pulmonary Medicine, 2018, 18 (1): 97.

3. Spartalis E, Spartalis M, Moris D, et al. The role of multidetector CT angiography and 3D postprocessing imaging in the diagnosis and investigation of bronchopulmonary sequestration. Clin Case Rep, 2018, 6 (3): 545-546.

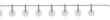

4. Li Q, Xie D, Sihoe A, et al. Video – assisted thoracic surgery is associated with better short – term outcomes than open thoracotomy in adult patients with intralobar pulmonary sequestration. Interact Cardiovasc Thorac Surg, 2018, 26 (2)：284 – 287.

5. Traibi A, Seguin – Givelet A, Brian E, et al. Adult pulmonary intralobar sequestrations：changes in the surgical management. J Vis Surg, 2018, 4：62.

（常　栋）

002　小细胞肺癌合并双下肢无力一例

病历摘要

患者男性，55 岁。主诉：双下肢无力 3 个月。3 个月前无明显诱因自觉双下肢无力，尤以从坐位站起时明显，能够勉强行走，无眼睑下垂，无头晕、头痛，无腰腿痛，无咳嗽、咳痰、喘憋，无低热盗汗症状。饮食、睡眠可，二便正常。吸烟 30 年，20 支/日。于 2018 年 2 月来友谊医院神经内科诊治。行头部、腰椎核磁检查未发现明显异常，并排除重症肌无力，考虑为肌无力综合征。胸部 CT 见右肺上叶中央型占位；支气管镜检查见右肺上叶尖段支气管开口新生物，活检：小细胞肺癌；PET – CT：右肺上叶尖段支气管截断，沿支气管血管束分布软组织肿块，3.3cm × 2.1cm × 2.5cm，SUV 10/6（max/mean），第七组淋巴结直径 0.8cm，SUV 2.3/1.6，未发现远处转移。卡铂 + VP – 16 方案化疗 2 周期。自觉下肢无力较前有所改善，为手术治疗于 2018 年 5 月 30 日来友谊医院胸外科。

体格检查：神清状可，双侧锁骨上未触及肿大淋巴结，胸廓对称，双侧呼吸音对称。四肢肌力五级，行走时躯干略有摇摆，速度稍慢。

实验室及影像学检查：癌胚抗原（CEA）3.25ng/ml（参考值0～5ng/ml），神经元特异性烯醇化酶（NSE）12.9ng/ml（参考值0～18ng/ml），细胞角蛋白片段211（CYF）1.59ng/ml（参考值0～3.3ng/ml），胃泌素释放肽前体（Pro-Grp）31.53pg/ml（参考值0～70pg/ml）；胸部CT（化疗后图3）：右肺上叶尖段支气管分叉处肺门不规则软组织密度影及磨玻璃样密度，较2018年3月22日（化疗前图2）范围明显减小，支气管管腔较前通畅，右肺门及纵隔肿大淋巴结；肺功能检查正常。

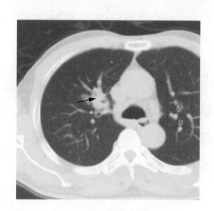 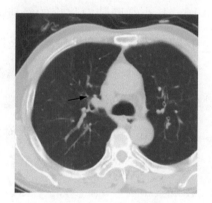

图2　化疗前CT影像　　　　图3　化疗后CT影像

诊断：右肺上叶中央型肺癌（小细胞癌），肌无力综合征，肺恶性肿瘤新辅助化疗后。

治疗：2018年6月6日剖胸探查，右肺上叶切除＋淋巴结清扫术，术中支气管残端病理阴性。术后使用卡铂＋VP-16方案继续化疗2周期。

术后病理：肺组织局灶纤维组织增生伴多量淋巴细胞浆细胞浸润及炭末沉着，内见多灶坏死，未见明确肿瘤细胞，支气管肺淋巴

笔记

结、第二组、第四组、第七组、第八组、第十组、第十一组淋巴结均未见癌转移。

病例分析

本例患者为中年男性，以双下肢无力为首发症状，在神经内科检查排除神经系统原发病变，排除重症肌无力，考虑为肌无力综合征。进一步检查发现右肺上叶中央型肺癌，活检为小细胞肺癌。肺癌有时伴有肺外表现，称为"副肿瘤综合征"，肺癌经治疗控制后，肺外症状往往会改善。小细胞肺癌恶性程度高，容易出现远处转移，故此病例首先予以化疗，使用 CE（卡铂＋VP－16，是小细胞肺癌化疗的经典方案）化疗两周期。治疗后患者症状减轻，复查 CT 见肿瘤明显缩小，之后手术切除。术中完全切除右肺上叶并特别注意支气管残端有无癌残留，同时严格清扫肺门和纵隔淋巴结。从术后病理看，肺内未发现明确肿瘤细胞，送检淋巴结均为阴性，说明新辅助化疗效果非常理想。术后使用同样方案继续化疗两周期，患者肌无力症状进一步改善。远期疗效在观察中。

病例点评

肺癌的副肿瘤综合征包括骨关节病、神经副肿瘤综合征、异位内分泌综合征、皮肤病，等等，首诊误诊率高。小细胞肺癌有时伴随神经系统副肿瘤综合征，发病率 1% ~ 3%。有报道 3% 的小细胞肺癌合并肌无力综合征（Lamber－Eaton Syndrome，LES），发病年龄 50 ~ 69 岁，平均年龄 57.6 岁，非肿瘤 LES 发病年龄多在 30~40 岁。LES 主要表现为以躯干及肢体近端为主的肌无力症状，下肢为重，骨盆及大腿肌肉显著，后期可累及上肢及眼睑。LES 与重症肌无力不同，前者在反复运动后症状减轻，诊断并不复杂。主要治疗为直接针对肿瘤的化疗、手术和放疗，治疗后，肌无力症状可明显缓解或消失。闫东等报道 7 例小细胞肺癌伴LES 患者经治疗后，5 例 LES 症状明显改善，LES 症状与小细胞肺癌病情的控制情况相关联。而对于 LES 本身而言，很少给予针对性的治疗。

参考文献

1. 闫东，崔新征，吉庆春，等. 小细胞肺癌合并肌无力综合征 7 例临床分析. 中国实用神经疾病杂志，2013，16（16）：34 - 36.

2. 徐凯峰，李龙芸. 小细胞肺癌合并 Lambert - Eaton 综合征. 中国肺癌杂志，2000，3（5）：363 - 365.

（李　浩）

003　双侧支气管扩张一例

病历摘要

　　患者女性，47 岁。3 年前感冒后发热，体温 38℃，伴咳嗽、咳黄痰。经抗感染治疗后，体温正常，仍有咳嗽、咳黄痰，在外院就诊，经支气管镜检查，痰培养考虑曲霉菌感染，加用伊曲康唑后咳嗽好转。但此后患者反复出现咳嗽、咳痰，患者长时间服用伊曲康唑。3个月前"感冒"后痰液增多，为黄色痰，痰量大，并咯血，为暗红色血块，出血量约50ml。当地医院诊断为支气管扩张，为求进一步诊治，门诊收住院。既往甲状腺功能减低5年，口服左甲状腺素钠片。否认吸烟、饮酒史。

体格检查：双侧颈部及锁骨上未触及肿大淋巴结。双肺触觉语颤对称，未触及胸膜摩擦感，双肺叩诊音清，双肺呼吸音对称，可闻及少量湿啰音。

辅助检查：胸部CT（2018年6月1日）：双肺上叶及右肺中叶支气管管壁增厚，管腔呈囊、柱状扩张，周围可见多发斑片实变、磨玻璃密度影、索条及小叶中心结节，边缘模糊，以左肺上叶舌段及右肺中叶为著（图4～图6）。主气管、双肺下叶支气管及其分支管腔通畅。双侧肺门及纵隔内未见明显增大淋巴结。

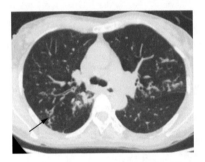

图4 右肺上叶后段支气管扩张

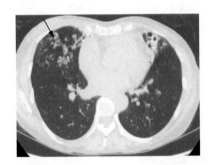

图5 右肺中叶支气管扩张

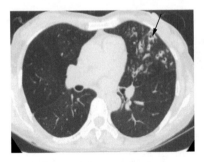

图6 左肺上叶支气管扩张

笔记

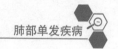

诊断： 双侧支气管扩张症，肺部感染，甲状腺功能减退。

治疗情况： 首先抗感染治疗，控制感染，减少痰量，手术分为两期：一期于 2018 年 6 月 6 日全麻下行左肺上叶舌段切除术；二期于 2018 年 9 月 5 日行右肺上叶后段切除术 + 右肺中叶切除术。手术过程均顺利，患者恢复好，术后呼吸道症状改善。

病理结果： 左肺上叶舌段：肺组织一块（12.5cm × 8.0cm × 5.0cm），镜下：支气管扩张，其内可见大量炎性渗出，周围肺组织内多量急慢性炎细胞浸润，符合支气管扩张。右肺中叶（14cm × 7cm × 2cm）：切面肺组织触及质硬区，大小 6cm × 5cm × 1cm，边界不清，并见大小不等囊腔，内含脓性分泌物。镜检：（右肺中叶）支气管扩张，其内可见大量炎性渗出，周围肺组织内多量急慢性炎细胞浸润，符合支气管扩张改变。右肺上叶后段：切除肺组织大小 10cm × 4cm × 3cm：切面肺组织触及质硬区（直径 3cm），边界不清，并见大小不等囊腔，内含脓性分泌物。镜检：（右肺上叶后段）支气管扩张，其内可见大量炎性渗出，周围肺组织内多量急慢性炎性细胞浸润伴多核巨细胞反应，符合支气管扩张改变。

病例分析

本例患者为中年女性，反复咳嗽、咳痰、发热，长期服用抗生素及抗真菌药物，疗效欠佳，胸部 CT 见双侧支气管扩张伴感染。本病例诊断明确，支气管扩张是由于反复感染导致支气管结构改变，支气管往往呈囊状、柱状或囊柱状改变，扩张的支气管储存了脓液及渗出物，易导致感染，感染又加重支气管扩张，这一恶性循环，使得病情不断加重，肺部感染有时为细菌感染，有时合并真菌混合感染。本病例即为混合感染，迁延不愈。轻微的支气管扩张，

笔记

呼吸道症状不重，支气管结构改变也不显著，经过内科药物治疗，能够控制症状，再经过适当锻炼增强免役力，结构已发生改变的支气管虽无法复原，但肺部感染不重，无需外科手术。本病例症状重，伴发热、咳痰、咯血，内科治疗效果差，应考虑手术。根据影像资料，扩张的支气管主要位于左肺上叶舌段、右肺上叶后段，以及右肺中叶，病变位置虽涉及双肺，但相对局限，共需切除 5 个肺段，考虑患者年龄和肺功能可以承受手术，故决定分期手术切除，先切除肺损害严重的部分。术前首先要控制痰量，减轻肺部感染，避免因手术导致感染播散，加重病情。手术过程顺利，术中病变支气管及肺组织内可见大量黄色脓性分泌物，支气管及肺组织质地较硬。术后病理证实病变部位为支气管扩张且含有大量急慢性炎性细胞浸润。

病例点评

支气管扩张（bronchial dilatation）属于临床常见病症，是由于支气管及其周围肺组织慢性化脓性炎症和纤维化，使支气管壁的肌肉和弹性组织破坏，导致支气管变形及持久扩张，两肺均可见，常见部分为左肺下叶、左肺上叶舌段、右肺中叶。其主要致病因素为支气管感染、异物阻塞或牵拉等，患者多有麻疹、百日咳、肺结核或支气管、肺部感染病史。其典型症状为长期反复的肺部感染，咳嗽、咳痰、痰中带血，有时合并真菌感染。本例病例即为此症状，混合感染，长期服用抗生素及抗真菌药物。支气管扩张为良性疾病，随着新的抗生素不断被发现，以及介入技术的发展，一部分支气管扩张患者可采取保守治疗，然而外科手术切除病变部位依然是目前唯一能治愈本病的方法。术前应控制感染，通畅引流，减少痰

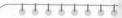

量，术中注意隔离好健侧及患侧支气管，避免感染播散。此病术后远期效果好。

（刘春全）

004. 肺泡蛋白沉积症一例

病历摘要

患者男性，53 岁。3 周前无明显诱因出现咳嗽、咳白色稀痰，伴痰中带血，为鲜血，无发热，无胸痛，无喘憋，无盗汗、头晕、心悸、黑矇等不适。就诊于当地医院，血常规示：白细胞（WBC）$12.94 \times 10^9/L$。胸部 CT 示考虑双肺炎症，双肺下叶索条，考虑为陈旧或慢性炎性病变；左肺上叶肺气肿；肝囊肿？予抗生素（具体不详）静点 5 天，云南白药等对症治疗，症状未见明显好转，收入我科。既往Ⅱ型糖尿病 5 年，现口服格列吡嗪控释片降血糖治疗，血糖控制可。10 余年前因阑尾炎行阑尾切除术。既往无吸烟史，无家族史。

体格检查： 神志清，意识可。双侧呼吸运动正常，双侧触觉语颤正常，无胸膜摩擦感。双肺叩诊清音，双肺呼吸音粗，双肺可闻及少量湿啰音，未闻及胸膜摩擦音。双侧锁骨上未触及肿大淋巴结。

辅助检查： 胸部增强 CT（2017 年 8 月 1 日）：双肺多发结节灶及周围磨玻璃密度影，首先考虑感染性病变可能性大，肿瘤性病变及血管炎性病变待除外，磨玻璃密度影考虑肺泡出血可能，请结合临床，建议复查；双肺尖肺气肿；纵隔内稍大淋巴结（图7～图10）。

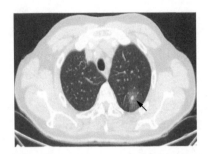

图7　左肺上叶尖段病灶

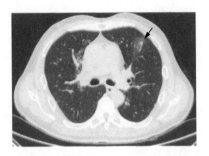

图8　左肺上叶前段病灶

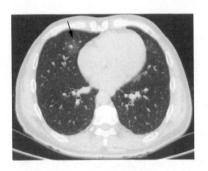

图9　右肺中叶病灶

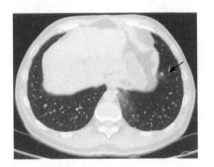

图10　左肺下叶病灶

诊断： 双肺多发结节（肺部感染？真菌感染？），肺气肿，2型糖尿病，阑尾切除术后，肝囊肿。

治疗方案： 于2017年8月16日行胸腔镜右肺中叶＋下叶部分切除术。

病理结果：（右肺下叶结节）肺组织1块（7cm×2cm×1cm），镜下大部分呈肺萎陷改变，小灶肺泡Ⅱ型上皮增生，部分肺泡腔内可见粉染物沉积，间质散在炎细胞浸润，结合特殊染色结果，考虑为肺泡蛋白沉积症。

病例分析

本例患者为中年男性，因咳嗽、咳痰、咯血，就诊检查发现双

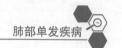

肺多发结节，经过内科抗感染治疗、对症治疗效果不明显，气管镜检查结果阴性。该病例症状和影像缺乏特异性，诊断较为困难。最初诊断往往考虑为炎症，采用抗感染治疗，但治疗效果差；影像上看，磨玻璃密度影伴中心实性小结节，恶性肿瘤亦不能除外，但双肺多发，又不似肿瘤常见表现，虽说多原发恶性肿瘤屡屡可见，但不同部位的影像特征如此相似，却又不符；特殊感染，如结核，又缺乏有效依据。获取病理是为关键，为进一步明确诊断，转入胸外科手术活检。根据 CT 特点，几个结节形态基本相同，可在胸腔镜下活检。选择右肺下叶结节，术前 CT 引导下穿刺定位，手术顺利切除。术后病理证实为肺泡蛋白沉积症。术后内科继续治疗。

🔟 病例点评

肺泡蛋白沉积症（pulmonary alveolar proteinosis，PAP）属罕见病例，是以肺泡腔及终末呼吸性细支气管内表面活性物质沉积为主要特征，过碘酸雪夫（periodic acid Schiff，PAS）染色阳性的肺部弥漫性病变，临床表现缺乏特异性，不易发现。PAP 于 1958 年首次由 Rosen 报道，其特征表现为肺泡及终末呼吸细支气管内富含磷脂蛋白样物质沉积，过量的磷脂蛋白样物质沉积导致患者肺通气和换气功能障碍，引起进行性呼吸困难，临床少见，发病率约为 0.036~0.370/10 万。其临床表现无特异性，主要表现为活动后气短、咳嗽、咳白痰、乏力、消瘦，本病例即符合此特点。部分患者起病隐匿，即便在合并肺部感染时，肺部症状及体征仍不明显，故不易发现。PAP 是一种较少见的肺部弥漫性疾病，病理特征是肺泡腔内沉积 PAS 阳性的磷脂蛋白样物质；以咳嗽、咳痰和气促为主要临床表现，特征性胸部 CT 表现包括磨玻璃影、地图样分布和铺路石征。因 PAP 缺乏特异性临床表现和实验室检查，极易误诊，故熟悉 PAP 胸部 CT 的特征性改变有助于 PAP 的早期诊断。确诊主要依靠 PAS 染色和肺活检，目前肺泡灌洗为 PAP 安全有效的治疗手段。

参考文献

1. Byun M K, Kim D S, Kim Y W, et al. Clinical features andoutcomes of idiopathic pulmonary alveolar proteinosis in Korean population. J Korean Med Sci, 2010, 25 (3)：393 –398.

2. 李强. 呼吸系统疑难少见病—诊治评析. 上海：上海科学技术出版社，2011.

（刘春全）

005 肺包虫病一例

病历摘要

基本资料： 患者男性，52 岁。主因"咳嗽、咳痰、发热 2 个月"入院。2 个月前无明显诱因开始出现咳嗽、咳黄痰，活动后胸闷喘憋，伴发热，体温最高达 39℃。当地医院胸部 CT 检查提示"双肺炎症，左侧大量胸腔积液"，给予左胸穿刺置管胸腔积液引流、抗感染治疗，胸水检测无阳性结果。2 周前，转诊至北京某中医院，胸部 CT 检查提示"双肺炎症较前明显好转，左下肺团块影较前略缩小，边界清晰，其内可见环形低密度灶"。既往体健。

体格检查： 双侧锁骨上淋巴结未及肿大，胸廓对称，双肺呼吸音清，左下肺呼吸音稍低，未闻及干湿性啰音。

辅助检查：1. 胸部 CT 平扫＋增强检查：左肺下叶后段可见一薄壁空洞样病变，大小约 6.9cm×5.8cm，洞壁内缘光滑，可见气液平面，周围片样实变及磨玻璃影（图 11 - A），增强扫描洞壁及周围实变明显强化（图 11 - B）。右肺上叶可见结节、斑片及小空洞样病变（图 11 - C）。诊断意见首先考虑肺脓肿。2. 腹部超声检查未见明显异常。3. 血常规：嗜酸粒细胞绝对值 $2.11×10^9$/L［正常值范围 $(0.02～0.52)×10^9$/L］，嗜酸性粒细胞百分比 27.2%（正常值范围 0.4%～8.0%）。血清包虫 IgG 抗体（ELISA 方法）：阳性。

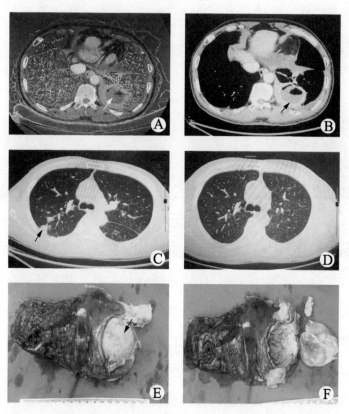

图 11　肺包虫病的手术前、后胸部 CT 检查及术后病理标本

入院诊断：肺包虫病。

治疗方案：开胸探查、左肺下叶切除术。

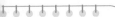 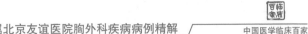
手术所见：左胸少量积液，左下肺基底段巨大囊性肿物，占据左下肺2/3，周围肺组织实变，无法局部切除，故行左肺下叶切除术。术后左下肺标本如图所示（图11-E）。

病理报告：（大体病理，图11-F）左肺下叶肺组织内见一囊肿（7cm×6cm×5cm），破溃，内含粉皮样物，壁厚。（镜下）囊壁由纤维组织构成，未见内衬上皮，囊壁内见大量坏死及粉染板层样物，并见大量中性粒细胞、嗜酸性粒细胞及组织细胞浸润，符合肺包虫病特征。

术后诊断：肺包虫病（左下肺、右上肺）。

术后治疗及随访：阿苯达唑，0.2g，每日1次，口服，共6个月。术后8个月，患者一般情况好，无咳嗽，无发热。复查胸部CT：原右上肺小空洞样病变消失（图11-D）。

病例分析

肺包虫病，又称肺包虫囊肿、肺棘球蚴病、肺棘球蚴囊肿，是一种人畜共患的地方性慢性寄生虫病，是人感染棘球绦虫的幼虫（棘球蚴）所致。本病最多见于畜牧地区，我国主要分布在新疆、青海、甘肃、宁夏、西藏、内蒙古等地。本例患者家庭所在地为内蒙古畜牧地区，应当高度怀疑此病的可能性。

肺包虫囊肿含有外囊和内囊。内囊是包虫囊肿的固有囊壁，壁薄易破。内囊内层为生发层，分泌囊液、产生寄生虫头节、有传染性；外层半透明、乳白色，具有弹性，酷似"粉皮"。外囊是人体组织对内囊的反应形成的一层纤维性包膜，包绕着整个内囊，较厚，内、外囊一般不粘连。从术后大体病理标本（图1-E、图1-F）可以明显看出，内囊和外囊分界清楚，互不粘连。这就是部分较小的包虫囊肿可行内囊摘除术的理论基础。

肺包虫病的症状因囊肿大小、数目、部位及有无并发症而不同。感染早期囊肿小，一般无明显症状，常经体检或在因其他疾病胸透时发现。随着囊肿长大压迫肺组织和支气管或合并感染时，患者可出现胸痛、咳嗽、血痰、呼吸困难等症状。囊肿破入胸腔时可发生严重液气胸，严重者可伴有过敏反应，甚至休克。部分患者的囊肿可破入支气管，患者咳出粉皮样物和囊液。囊肿破裂感染，可出现发烧、咳黄痰等肺部炎症及肺脓肿症状。本例患者起病即为典型的肺部感染症状，且以胸腔积液为主要表现（较为独特，可能暂时掩盖了肺部的病变，甚至导致初诊医生的错误判断），遗憾的是发病当时的胸部 CT 影像学资料遗失，无法与随后拍摄的胸部 CT 资料对比。

肺包虫病的诊断包括：（1）流行病学资料，本病见于畜牧区，患者大多有狗、羊等密切接触史；（2）胸部 CT 检查，可明确囊肿的部位、大小、多少，表现为单发或多发的含液囊肿；（3）实验室检查，血细胞分析部分患者嗜酸性粒细胞显著增多，血清学检查免疫电泳、酶联免疫吸附试验灵敏度和特异性较高。本例患者来自内蒙古牧区，家庭有养羊牧业，胸部 CT 显示左下肺和右上肺囊肿，血液化验嗜酸粒细胞明显增多，包虫 IgG 抗体阳性，基本可以确诊。

肺包虫病的治疗包括药物治疗和手术治疗两种方法：（1）药物治疗，主要适用于多发囊肿无法手术，以及手术后维持治疗的患者。苯并咪唑类化合物是近年来国内外重点研究的抗包虫药物，肺包虫病首选阿苯达唑；（2）手术治疗：外科手术是肺包虫病的首选治疗方法，手术方式有内囊摘除术和肺叶切除术两种。临床上应根据囊肿大小、数目多少、部位、有无并发感染及胸膜是否粘连等因

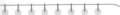

素决定手术方式。术中要注意防止囊肿破裂，囊液外溢入胸腔或胸壁软组织，以免引起包虫病变播散或过敏反应。本例患者术中探查发现左下肺基底段巨大囊性肿物，占据左下肺2/3，周围肺组织实变，无法局部切除，故行左下肺叶切除术，完整切除，没有发生囊肿破裂、播散等意外情况。

病例点评

本例患者起病为高热、咳痰等肺部感染症状，当地医院 CT 检查提示双肺炎症及左胸大量积液，抗感染治疗及胸水穿刺引流后症状减轻。最后手术探查所见囊肿基本完整、胸膜腔也未见其他病灶，考虑当时左下肺包虫囊肿破裂可能性较小，主要是反应性渗出合并感染。幸运的是，当地医院左胸穿刺置管引流时未刺破包虫囊肿，引发严重的过敏反应。

该患者虽然身居内蒙古牧区，但仔细追问，当地人群及医院对肺包虫病的知晓情况并不充分，提示针对牧区群众和地方医院开展健康宣教、早诊早治的重要性。同时，该病例也提醒大城市综合医院的医师：对于来自牧区的患者，有肺部囊肿样影像学表现、血液化验嗜酸性粒细胞显著增多、血清包虫抗体阳性时，要高度警惕肺包虫病的可能。

包虫病是一种能够累及全身多个脏器的慢性寄生虫病，包虫可在人体内潜伏数年至数十年，寄生部位包括皮下组织、肝、肺、脑、骨骼、心包、肾、脾、肌肉等全身多处。肺包虫病是包虫病的局部感染形式之一，约占全身包虫病的15%。因此，在做出肺包虫病诊断时，要做好详细的全面检查，了解全身其他部位有无病变，便于及时治疗。本例患者两处病变，左下肺包虫囊肿切除治愈，右

笔记

上肺小空洞样病变，经口服药物治疗消失，考虑也是肺包虫病（图11 - C、图11 - D 对比）。

　　肺包虫病的治疗首选外科手术，但术后仍有一定的复发率。术中探查对肺实质影响不大的小囊肿可以采用内囊摘除术；较大的囊肿，推荐肺叶切除术。手术的关键是防止囊肿破裂导致病变播散和过敏反应，建议优先处理囊肿所在肺叶的支气管，以免囊肿破裂后囊液沿支气管逆流；并且术中注意轻柔操作，尽量完整切除囊肿及其所在的肺叶。术后建议口服阿苯达唑等药物 3 ~ 6 个月，旨在巩固疗效、预防复发。

参考文献

1. 王瑞，张海平，张铸. 胸部包虫病的治疗现状及进展. 热带病与寄生虫学，2016，14（3）：184 - 186.

2. Zhang T, Zhao W, Yang D, et al. Human cystic echinococcosis in Heilongjiang Province, China：a retrospective study. BMC Gastroenterol, 2015, 15：29.

3. Abbas N, Zaher Addeen S, Abbas F, et al. Video - assisted Thoracoscopic Surgery（VATS）with mini - thoracotomy for the management of pulmonary hydatid cysts. J Cardiothorac Surg, 2018, 13（1）：35.

4. Moghul D, Hamidi H. Incidental finding of cardiac hydatid cysts, report of two cases. BMC Med Imaging, 2018, 18（1）：22.

5. Velasco - Tirado V, Romero - Alegría á, Belhassen - García M, et al. Recurrence of cystic echinococcosis in an endemic area：a retrospective study. BMC Infect Dis, 2017, 17（1）：455.

6. 孙久贺，孙清超，张铸，等. 肺部多发细粒棘球蚴病术后复发危险因素分析. 中国寄生虫学与寄生虫病杂志，2016，34（1）：89 - 90.

（常　栋）

006 巨大肺囊肿一例

病历摘要

患者女性，44 岁。主诉：喘憋半月，检查发现肺大疱 10 天。患者半月前无明显诱因出现喘憋，咳嗽无痰，气促，伴左侧肋弓下疼痛，为针扎样疼痛，自行缓解，间断疼痛，无放射。无声嘶，无饮水呛咳，无心悸，无压迫感，10 日前体检行 X 线：左下肺空白影；胸部 CT 提示左下肺巨大肺大疱，内见液平。2018 年 7 月 9 日就诊于首都医科大学附属北京友谊医院胸外科，门诊以"左肺肺大疱"收住入院。患者自发病以来，饮食睡眠可，二便正常，体重无明显改变。自诉慢性支气管炎、支气管哮喘病史 10 年。

体格检查：胸廓对称，无畸形。肋间隙无增宽或变窄。左侧触觉语颤清，无胸膜摩擦感。右肺野叩诊清音，左外侧肺叩诊鼓音，右肺呼吸音正常，左下肺呼吸音稍低，未闻及干、湿性啰音及胸膜摩擦音。

实验室及影像学检查：

（1）血常规（2018 年 7 月 10 日首都医科大学附属北京友谊医院）：WBC 3.61×10^9/L［参考值（3.5～9.5）$\times 10^9$/L］，中性粒细胞绝对值（GR）1.60×10^9/L［参考值（1.8～6.3）$\times 10^9$/L］，血红蛋白（HGB）94g/L（参考值 130～175g/L）。

（2）胸部平扫（2018 年 3 月 31 日，首都医科大学附属北京友谊医院）：左肺下叶见巨大含气空腔影，大小约 13.1cm × 9.7cm，

其内见液体密度影及气液平面。诊断：左肺下叶肺大泡，其内气液平。（图12）

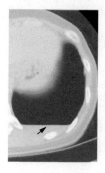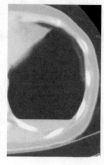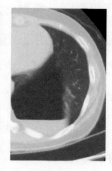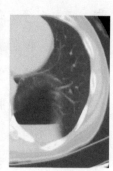

图12　巨大肺囊肿

诊断：左肺下叶囊肿，贫血。

治疗方案：手术治疗，行胸腔镜左肺下叶部分切除术，术中见左肺下叶巨大囊性肿物，约12cm×10cm×8cm大小，根部不能暴露，刺破囊壁后引流暗红色黏稠液体，沿囊壁边缘正常肺组织切除囊壁及部分正常肺组织。

病例分析

本例患者就诊前并无症状，后出现渐进性胸闷伴胸痛，渐进性胸闷症状的出现考虑与肺囊肿逐渐增大，对正常肺组织的压迫增加有关。尽管多数肺囊肿的患者是在体检时发现，并无任何症状，但临床上部分患者是因囊肿破裂后继发感染出现咳嗽、发热等症状就诊时行胸部影像学检查发现的肺囊肿病变。这类肺囊肿病变多发于中青年及儿童，影像学多表现为一个或多个大小不等囊状阴影，壁薄光滑或呈蜂窝状，部分可见液平面。本例患者行胸部X线检查提示左下肺空白影，入院后完善胸部CT检查提示巨大含气空腔，内可见气液平。单纯的肺大泡患者，大泡多位于肺上叶，大泡腔内较

笔记

少见气液平。基于患者的病史和相应的影像学检查，术前诊断肺囊肿可能性大。对影像学检查发现的肺部含气样空腔，应与包裹性气胸、肺大泡等疾病相鉴别，鉴别要点在于气胸或肺大泡多为单纯的含气空腔，但肺囊肿多因合并出血感染，气腔内多有液平。对合并有咳嗽、咳痰、发热等呼吸系统感染症状的患者，应注意与支气管扩张、肺脓肿、肺结核等疾病相鉴别。肺囊肿多为先天性疾病，病理改变为不可逆性，内科治疗只能暂时改善症状，一经确诊的肺囊肿，应考虑积极手术治疗，手术指征为病变局限于一侧肺，且身体可以耐受手术治疗，但双肺多发的肺囊肿病变，如无绝对的手术禁忌，亦可行双侧手术治疗，部分患者经手术切除后可有明显的症状改善。手术切除的范围应根据囊肿的部位、大小等情况决定，在切除病变的前提下尽可能保留正常的肺组织。术式可有肺楔形切除、肺叶切除、全肺切除等。局部切除的范围应大于病变范围，可包含周围部分正常的肺组织，以减少术后漏气的发生。这类患者多有长期慢性炎症病史，胸腔内多有广泛粘连，术中操作应细致，充分止血。这类患者因先天性肺发育不好及长期的慢性肺部感染，术后持续漏气发生较多，应注意保持术后胸腔引流管的通畅，必要时可给予术后持续的负压吸引，促进肺膨胀，减少术后气胸的发生。

病例点评

肺囊肿是指先天性肺内支气管囊肿，是先天性气道发育障碍所致。在胚胎时期，原肠发出肺芽，肺芽开始是索状组织，以后成为中空管状，如有发育异常，索条状结构不能演变成管状，则远端的原始支气管组织与近端组织脱离，形成盲管，其内分泌的黏液不能排出，积聚膨胀形成囊肿。可分为中央型、周围型、先天性囊腺瘤样畸形、淋管瘤样囊肿和叶内型隔离肺囊肿等。可发生于肺的任何部位，多见于下叶，单发多见，偶可恶变。肺囊肿可长期无症状，当囊肿与支气管相通后可继发感染或形成快速膨胀的张力性囊肿时才出现症状，常见的症状包括压迫引起的咳嗽、喘鸣和胸痛，如囊肿破裂可并发气胸，也可表现为咳嗽、咳痰、低热等肺部感染症状。胸部 CT 可表现为囊性病变，囊内软组织密度影 CT 值较高，多提示囊内容物黏稠或合并囊内出血，当伴有感染时，囊壁可增厚，增强 CT 可见囊壁强化，如伴有囊肿恶变，可见明显强化的附壁结节。应与肺大泡、肺结核净化空洞和张力性气胸等鉴别。肺囊肿不能自愈，易发生各种并发症，甚至癌变，多主张发现后应行手术治疗。

参考文献

张爱平，许建荣，韦鸣，等. 36 例先天性支气管肺囊肿的诊断和外科治疗. 广西医科大学学报，2000，17（1）：157.

（宋　帅）

007　空洞型肺腺鳞癌一例

病历摘要

　　患者男性，43 岁。主诉：体检发现左肺结节 2 年余。患者自诉于 2 年前体检时行胸部 X 线检查提示：左肺结节，未行特殊处理。后复查胸部 CT（2017 年 12 月 4 日，河南省某医院）提示：左肺上叶高密度影伴空洞形成。现患者为求进一步治疗，来我院就诊，以"左肺结节"收入院。病程中患者无咳嗽、咳痰，无胸闷、胸痛，无咳脓臭痰，无声音嘶哑、饮水呛咳，无乏力、盗汗，无发热等不适。

体格检查：双侧锁骨上未触及肿大淋巴结。胸廓外形无畸形，无异常隆起及包块，未见胸壁静脉曲张，肋间隙无异常增宽或狭窄。胸壁皮肤有弹性，未触及皮下气肿及捻发感，胸骨无压痛；双肺呼吸动度一致，触觉语颤双侧对称，无增强无减弱。未触及胸膜摩擦感。肺叩诊呈清音。双肺呼吸音清，未闻及异常呼吸音及干、湿啰音。

实验室及影像学检查：

（1）胸部平扫＋增强（2017 年 12 月 15 日，首都医科大学附属北京友谊医院）：左肺上叶上舌段靠近胸膜侧可见结节，大小约 2.2cm×1.6cm，内部有多个空洞，洞壁不光滑，周围有毛刺、棘突、胸膜牵拉，可见血管进入，平扫 CT 值约 51HU，强化后约 71HU。双侧肺门及纵隔内未见明显增大淋巴结（图 13）。

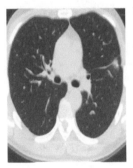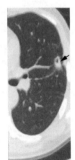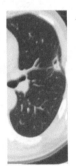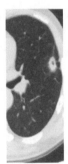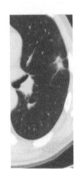

图 13　合并空洞型病变的肺腺鳞癌

（2）肿瘤标志物（2017 年 12 月 15 日，首都医科大学附属北京友谊医院）：CEA 2.13ng/ml（参考值 0～5ng/ml），NSE 14.16ng/ml（参考值 0～18ng/ml），CYFRA 21-1 1.94ng/ml（参考值 0～3.3ng/ml）。

（3）病理（2017 年 12 月 29 日，首都医科大学附属北京友谊医院）：左肺上叶肺组织内胸膜下见一结节，直径 1.5cm，内见腺鳞癌浸润，癌瘤未累及脏层胸膜组织，无淋巴结转移。

诊断：左肺上叶腺鳞癌。

治疗方案：手术治疗，行胸腔镜左肺上叶切除＋淋巴结清扫术。

病例分析

本例患者为体检发现肺部结节，在随访过程中逐渐增大并伴有空洞形成。肺部空洞是肺组织坏死液化后经支气管排出，并在高密度病灶内形成低密度区域，即是影像学上的空洞样表现。空洞型病变常见于结核、感染性疾病及恶性肿瘤，在肺部肿瘤性疾病中，又以中央型鳞癌最为常见。因形成空洞的疾病不同，影像学上的空洞形态也差别较大。肺结核空洞多见于上叶尖后段或下叶背段，多为大小不一、壁厚薄不均的空洞，可单发或多发融合，洞壁多模糊，空洞壁周可有钙化。真菌感染性空洞多为薄壁空洞，内壁光滑，空洞内可有类圆形的曲霉球，曲霉球可随体位改变而移位。癌性空洞多表现为厚壁或厚薄不均的偏心性空洞，部分空洞样病变周围可有毛刺样改变。肺脓肿形成的空洞多有肺部感染病史，急性肺脓肿空洞可表现为边界模糊、形态不规则的厚薄不均的空洞，洞内可有液平面；慢性肺脓肿形成的空洞多见于肺下叶，一般表现为边界清晰的圆形或椭圆形单发厚壁空洞，洞内可有液平，周围可见局限性的胸膜增厚粘连表现。对合并肺部空洞型病变的患者，术前应详细了解患者的病史，并完善相关结核和感染性疾病的辅助检查，进行鉴别诊断。本例患者入院前并无感染性疾病病史，入院后完善检查也无结核病变的阳性结果，且患者 2 年前体检发现的实性结节，结节逐渐增大并出现空洞样改变，于当地抗感染治疗后空洞病变并无明显改变，首先考虑肺恶性肿瘤可能性大。对性质不能明确的空洞型病变，尤其是抗感染治疗后无明显好转、不能除外恶性肿瘤的肺部空洞型病变，在排除手术禁忌的情况下，应考虑行手术治疗。手术治疗可以在切除病变的同时，进一步明确病变的性质。肺恶性肿瘤空洞的形成并不影响患者的术后分期，术后可根据肺癌 TNM 分期行相应的辅助治疗。

病例点评

肺恶性肿瘤发展到一定程度后常可形成坏死、液化，坏死组织吸收或经支气管排出则可以形成空洞。肺恶性肿瘤形成空洞与肿瘤的恶性程度有关，恶性程度越高，组织越容易因供血不足导致坏死、液化，从而形成空洞，这类空洞在影像学检查中多表现为偏心型的厚壁空洞，良性病变多表现为均匀的薄壁空洞，但这种影像学的表现不能作为判断空洞型病变性质的标准。随着肺癌发病的低龄化，对合并有肺部空洞型病变的年轻患者，在不能除外恶性病变的情况下，仍应积极考虑手术治疗明确诊断。既往的文献资料显示，男性肺恶性肿瘤患者更容易形成空洞性病变，尽管未形成空洞的肺恶性肿瘤患者较形成空洞的患者长期生存率高，但两者之间的对比并无统计学意义，空洞直径和淋巴结转移情况与空洞型非小细胞肺癌患者的预后密切相关，对于年龄小于 60 岁、淋巴结转移阴性和 TNM 分期 I 期的非小细胞肺癌患者，癌性空洞可以作为影响预后的独立因素。

参考文献

1. 宋帅，姜格宁，范江，等．空洞型非小细胞肺癌的预后分析．中华胸心血管外科杂志，2009，25（3），175 – 177．

2. 徐思祥．肺内空洞型病变的影像鉴别诊断．海军医学杂志，2011，32（2），108 – 109．

（宋　帅）

008　胎儿型肺癌一例

病历摘要

患者男性，63 岁。2 周前无明显诱因出现发热，体温最高 38.8℃，就诊于当地医院，予以"抗感染 + 激素"治疗后，体温正常，偶有咳痰，为黄色痰，量少易咳出，后转至其他医院，查胸部 CT 提示右下肺肿物，为进一步诊治，收住我科。既往吸烟史 40 余年，20 支/日，否认饮酒史、无家族史。否认高血压、心脏病史，否认糖尿病、脑血管病、精神疾病史。

体格检查：双侧锁骨上、颈部淋巴结未触及肿大，胸廓对称，无畸形，双侧呼吸动度一致，胸廓扩张度双侧对称，触觉语颤双侧对称，无胸膜摩擦感。双肺叩清音，双肺呼吸音低，未闻及干湿性啰音及胸膜摩擦音。

辅助检查：胸部增强 CT（2018 年 8 月 1 日）：右肺下叶后基底段见实性结节，最大横截面 1.7cm × 1.5cm，边缘光滑，可见多发浅分叶，可见贴边血管征，平均 CT 值 42HU，强化 104HU（图 14、图 15）；血肿瘤标志物均为阴性。

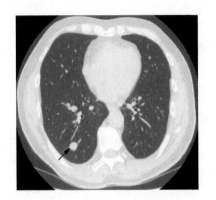

图 14　右肺下叶结节横断面

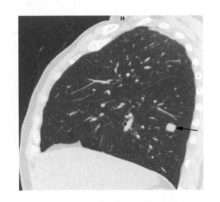

图 15　右肺下叶结节失状面

诊断：右肺下叶占位（肺癌？良性肿瘤）。

手术情况：于 2018 年 6 月 6 日全麻胸腔镜下行右肺下叶部分切除术，术中未发现胸膜腔粘连和胸腔积液，肿瘤位于下叶背段和基底段交界处，行肿瘤楔形切除，肉眼见肿瘤大小约 2.0cm × 1.5cm × 1.5cm，质地韧，剖面呈灰白色，质地均匀。因术中病理未明确诊断，故未行肺叶切除。

病理结果：肺组织 1 块（7.0cm × 3.0cm × 2.5cm），切面见一灰白实性结节（2.0cm × 1.3cm × 1.0cm）。（右肺下叶肿物）肺组织内见肿瘤，其内腺管、巢状及实性上皮结构，细胞异型性不显著，结合免疫组化，诊断为胎儿型肺腺癌，考虑低级别。未侵犯脏层胸膜。

病例分析

本例患者为老年男性，因发热、咳嗽就诊，当地医院予以抗感染治疗，使用激素的原因不明，之后体温正常。检查胸部 CT 发现右肺下叶结节，其发热、咳嗽应为呼吸道感染而非肺部结节所致。从结节形态来看，实性结节伴浅分叶，恶性肿瘤的可能性存在；但不能排除良性可能，因为结节边缘整体上来说比较光滑，而且增强扫描后，CT 值升高超过 60HU，良性肿瘤如硬化性肺泡细胞瘤（硬化性血管瘤）、错构瘤也不能除外；其他诸如结核球也在鉴别诊断范围内。最终病理确认需要手术。行胸腔镜右肺下叶部分切除术，因术中冰冻不能确定病变性质，故未行肺叶切除＋淋巴结清扫术。术后病理诊断为胎儿型肺癌。此病较为少见，故而诊断困难，影像学特点不够典型，术中冰冻病理读片亦不能明确诊断，需依据免疫组化。因未行标准术式，未行淋巴结清扫，故分期不精确。术后以肺腺癌治疗方案给予化疗，目前患者病情稳定，远期预后仍在观察中。

🩺 病例点评

肺胎儿型腺癌（fetal adenocarcinoma of lung，FACL）是一种肺泡上皮发生的恶性上皮性肿瘤，2004 年 WHO 肺肿瘤遗传学与病理学分类中将其归类为肺腺癌，FACL 属于肺腺癌的一个特殊类型，病理学特征是肿瘤细胞表现为子宫内膜样的腺体，细胞丰富，含有糖原，常浸润性生长。FACL 的诊断主要依赖于病理组织学，尤其是免疫表型，术中冰冻可能不易确诊。影像学表现往往缺乏特异性，本病例见病灶边缘基本光滑，增强扫描后，CT 值增高超过 60HU，并不是典型的恶性肿瘤表现。细胞学检查有一定的帮助，气管镜活检有助于诊断，但周围型肿瘤却不易活检到肿瘤组织，此时穿刺活检较合适。FACL 的治疗无特殊，参考普通型肺腺癌，手术完整切除或肿瘤根治术切除，术后辅以化疗或放疗。靶向治疗亦为主要的治疗方法之一，需通过基因检测选择适当的靶向治疗药物。与普通肺腺癌相同，该病预后主要与肿瘤的分期相关，低级别FACL 预后较好，5 年生存率可达 80%，而高级别 FACL 预后较差。

参考文献

1. Travis W D, Brambilla E, Muller - Hermelink H K, et al. World Health Organization classifscation of tumours pathology and genetics. Tumours of the lung, Pleura, thymus and heart. Lyon：IARC Press, 2004.

2. 闫文修，户燕蛟，刘晖，等 . 肺高级别胎儿型腺癌一例 . 中华病理学杂志，2014，43（11）：772 - 773.

（刘春全）

009 支气管黏膜平滑肌瘤一例

病历摘要

患者女性，46 岁，北京人。主诉：咳嗽 4 个月。患者 4 个月前自觉感冒后出现刺激性咳嗽，无发热，无明显咳痰，无盗汗、乏力。口服抗感染药物后症状无明显改善，行胸部 CT 检查发现左肺下叶支气管内占位。为进一步治疗于 2018 年 5 月 31 日来我院胸外科。患者饮食、睡眠可，二便正常。既往有高血压、糖尿病，血糖和血压控制稳定。

体格检查：神清状可，双侧锁骨上未触及肿大淋巴结，胸廓对称，听诊双肺呼吸音清，未闻及明显干湿性啰音。

实验室及影像检查：胸部 CT（2018 年 6 月 1 日）：左肺下叶内

笔记

基底段支气管内见长约1.8cm结节影,平扫46HU,增强59HU(图16);PET-CT:左下叶内基底段软组织影,1.5cm×0.9cm×0.8cm,SUV代谢不高,其余部位未发现高代谢病灶;CEA 1.23ng/ml(参考值0~5ng/ml),NSE 19.66ng/ml(参考值0~18ng/ml),CYFRA 21-1 1.19ng/ml(参考值0~3.3ng/ml),Pro-Grp 37.54pg/ml(参考值0~70pg/ml);支气管镜(2018年6月4日):左肺下叶内基底段支气管开口见肿物,色白,表面光滑,完全堵塞肺段支气管。

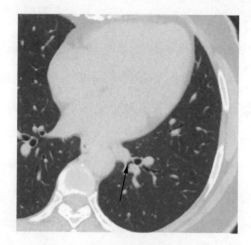

图16 左肺下叶支气管内占位

诊断: 左肺下叶中央型占位(支气管腺瘤?肺癌?),高血压,糖尿病。

治疗: 2018年6月7日全麻VATS左肺下叶切除+淋巴结清扫术。肉眼观察病灶距离支气管断端约1.2cm,直径约1.6cm,表面光滑,剖面呈灰白色,质地均匀。术中病理:支气管黏膜梭形细胞肿瘤。

术后病理: 距支气管断端1cm,支气管腔内见一结节状肿物(1.7cm×0.8cm×0.8cm),支气管黏膜平滑肌瘤,支气管肺淋巴结、第八组、第十组、第十一组淋巴结均未见癌。

病例分析

本例病例为中年女性，感冒后出现刺激性咳嗽，病症极似普通上呼吸道感染，经抗感染、止咳等对症治疗后，症状略有减轻，但易反复。胸部正侧位未见异常，行胸部 CT 检查，经仔细阅片才发现左肺下叶支气管内占位，疾病极具隐蔽性。诊断首先考虑肺恶性肿瘤或低度恶性肿瘤，如支气管腺瘤、支气管平滑肌瘤等。支气管镜是术前必要检查，发现左肺下叶内基底段支气管开口肿物，色白，表面光滑。内镜肉眼不支持肺癌诊断，但不能除外支气管腺瘤，因考虑腺瘤往往血供丰富，为避免出血，未行内镜下活检。肿瘤本身可以引起刺激性咳嗽；堵塞支气管导致肺不张、肺部感染，患者可有反复、迁延不愈的肺部炎症；肿瘤出血会导致咯血，出血量大时，甚至会造成窒息、危及生命。手术切除是唯一的治疗方法。手术方式经讨论决定为肺叶切除，首先，肿瘤位于内基底段开口处，属于中央型占位；其次，虽然术前诊断考虑肺癌可能性不大，但不能除外低度恶性肿瘤的可能，术中快速冰冻确诊的可能性也不大；再次，患者 46 岁，身体状况好，心、肺等各项重要器官功能正常，完全能够耐受肺叶切除手术，故未采用肺段切除或支气管剖开肿瘤切除的方式。手术过程顺利，术后恢复好。

病例点评

支气管黏膜平滑肌瘤（leiomyoma of bronchial mucosa）临床少见，约占肺部良性肿瘤的 2%，多见于成人，女性比男性多见。延展来看，支气管肺平滑肌瘤除源于支气管平滑肌外，也可源自于肺组织内血管壁的平滑肌和肺间质平滑肌或原始的间质细胞。支气管平滑肌瘤的症状与肿瘤部位及大小有关，初期常无症状，有症状时表现为阻塞性肺炎、肺不张，可有类似哮喘症状，肿瘤表面破溃可有咯血。此类症状缺乏特异性，普通胸片无异常，CT 虽可显示支气管腔内占位，但阅片如不够仔细，仍可能遗漏，故极易误诊。治疗方法较多，除本例肺叶切除外，如肿瘤位置允许，可行支气管袖式切除保留肺组织，也可经纤维支气管镜介入下腔内肿瘤切除，或镜下冷冻治疗。此病为良性肿瘤，预后良好。

参考文献

马亮，李梦杰，刘鹏．支气管平滑肌瘤一例．临床肺科杂志，2015（8）：1551－1552.

（李　浩）

食管及食管胃连接部单发疾病

010　继发性贲门失弛缓症一例

病历摘要

基本资料：患者女性，53岁。主因"吞咽困难2个月，内镜下治疗无效"入院。2个月前因吞咽困难在北京某区医院行电子胃镜检查、食管测压和食管钡餐造影，检查初步诊断为"贲门失弛缓症"，内镜下A型肉毒素注射治疗，症状暂时缓解。2周后，症状复发，内镜下气囊扩张治疗×2次（间隔4天）。1个月后再次内镜下球囊+探条扩张，效果差。2个月内扩张4次效果不佳，遂至我科就诊。患者精神、饮食差，大小便正常，体重减轻约5kg。既往体健，无家族史。

体格检查：双侧锁骨上淋巴结未及肿大，胸廓对称，双肺呼吸音清，未闻及干湿性啰音。

辅助检查：1. 食管钡餐检查：食管下端狭窄，呈"鸟嘴样"改变（图17－A）。2. 全身SPECT检查：胸腹部显像提示贲门部为葡萄糖代谢增高灶，首先考虑为恶性病变（图17－B）。3. 胸部CT平扫＋增强检查：贲门部可见一不规则软组织密度影，最长径约4cm，与降主动脉关系密切（图17－C），降主动脉局部管腔变细，不除外恶性肿瘤（图17－D箭头）。

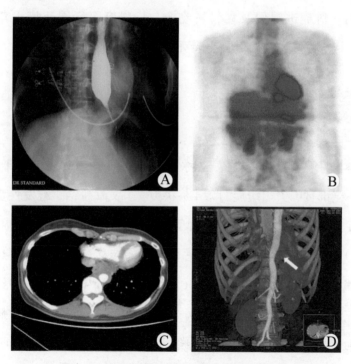

图17　继发性贲门失弛缓症的影像学检查

　　注：图17－A：食管钡餐造影检查示食管下端鸟嘴样狭窄；图17－B：全身SPECT检查示贲门部异常高代谢；图17－C：胸部CT提示贲门部软组织肿块；图17－D：血管三维重建显示降主动脉受压、管腔变窄。

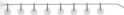

入院诊断：食管胃连接部恶性肿瘤。

治疗方案：开胸探查术。

手术经过：左侧开胸探查见贲门口胃小弯侧4cm×4cm×3cm大小肿物，侵犯食管下段、降主动脉、左肺下叶、膈肌，粘连固定，呈冻结状态，无法完整切除，遂切除贲门周围与左肺下叶粘连的部分肿瘤组织，在肿瘤上方5cm处行食管胃短路吻合术。

病理报告：肺组织、贲门周围组织、淋巴结内腺癌浸润，考虑肺来源。

术后诊断：纵隔型肺癌。

术后治疗及随访：术后吉西他滨＋卡铂方案化疗4周期。术后18个月，肿瘤进展侵及食管胃吻合口，局麻下行胃造瘘术营养支持，8个月后腹腔大出血，患者死亡。

病例分析

继发性贲门失弛缓症，又称为假性贲门失迟缓症，临床少见，大约占全部贲门失迟缓症的2.4%～4.0%。文献总结，继发性贲门失弛缓症的原因主要有：（1）食管及贲门恶性肿瘤直接侵犯贲门（50%）；（2）肺癌、乳腺癌等恶性肿瘤的转移灶侵犯贲门（18%）；（3）贲门未受侵的副癌综合征（小细胞肺癌）；（4）中枢神经系统疾病或周围神经病变等良性疾病；（5）食管及贲门术后。发病机理可能为食管胃交界处黏膜下神经丛受累和食管下端括约肌张力增高。

本院2000—2012年共诊治贲门失弛缓症149例，其中继发性贲门失弛缓症5例，约3.36%，与国内外文献报道相符。本病例为纵隔型肺癌直接侵犯食管下段和贲门导致的继发性贲门失弛缓症，临

笔记

床罕见。即使术中探查当时都未能明确原发肿瘤为肺癌（肿瘤位于左肺下叶周边、主要环周侵犯贲门），术后病理才明确来源。

继发性贲门失弛缓症的病因半数以上为恶性肿瘤（接近70%），预后显著差别于原发性贲门失弛缓症。因此，恶性肿瘤相关继发性贲门失弛缓症与原发性贲门失弛缓症的鉴别是十分重要的临床问题。文献报告，年龄大于67岁、吞咽困难症状短于6个月、体重减轻明显、内镜检查无法通过贲门等因素提示恶性肿瘤相关假性贲门失迟缓症的可能性较大，但这些均没有特异性。食管测压、电子胃镜检查对于鉴别原发或继发性贲门失弛缓症的帮助不大。但是，食管钡餐造影检查在鉴别诊断方面有一定的价值，狭窄段以上的食管扩张程度（原发性贲门失弛缓症多大于4cm）和狭窄段长度（继发性贲门失弛缓症多大于3.5cm）是可靠的参考指标。原发或继发性贲门失弛缓症的重要鉴别诊断方法是CT检查和食管超声内镜：二者均可发现食管下段及贲门周围异常的软组织肿块或肿大淋巴结。初步疑诊恶性肿瘤导致的继发性贲门失弛缓症时，应该进一步行全身PET-CT检查寻找原发肿瘤及评价全身情况。本例患者就是在内科治疗无效的情况下，转入胸外科之后进行全面的检查（胸部CT平扫-增强及血管三维重建、全身SPECT检查），才显露了恶性肿瘤之端倪。

继发性贲门失弛缓症的治疗及预后取决于原发肿瘤的部位和分期。一般而言，恶性肿瘤导致的继发性贲门失弛缓症，多数无法根治性手术切除，预后均不佳。本例患者手术中探查发现恶性肿瘤侵犯食管下段和贲门、降主动脉、左肺下叶、膈肌，局部粘连固定，呈融合冻结状态，无法完整切除，被迫行食管-胃短路吻合术。尽管如此，患者术后仍存活了26个月。

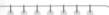

病例点评

本病例由于晚期不可切除的恶性肿瘤，仅接受了姑息手术，术后生存仍长达 26 个月。但在初始诊治过程中，一些问题值得反思。

1. **掌握一般规律，认真鉴别诊断。** 原发性贲门失弛缓症典型的临床表现为吞咽困难症状时轻时重，病程迁延多年。本病例的特点是吞咽困难症状时间短（仅 2 个月）、内镜下扩张效果差（2 个月内扩张 4 次），这些均显著不同于贲门失弛缓症的一般规律性表现。因此，对于临床疑诊贲门失弛缓症的患者，若起病快、病程短、症状持续性加重，内镜下扩张治疗效果欠佳，应想到继发性贲门失弛缓症的可能。需要更详细的检查，认真鉴别诊断。食管测压是诊断贲门失弛缓症的金标准，但它并不能区分原发性或继发性贲门失弛缓症。因此，我们应审慎对待"金标准"，避免"一叶障目，不见泰山"从临床思维角度，我们强调：在确立原发性贲门失弛缓症的诊断时，务必排除继发性因素，尤其是恶性肿瘤相关继发性贲门失弛缓症。

2. **检查全面规范，相关学科会诊。** 本病例短短的 2 个月内，在消化内科 4 次行内镜检查和治疗，但疾病进展迅速、内镜下治疗无效，此时应该重新思考，进一步完善多种检查、及时请胸外科会诊，深入探究贲门失弛缓的病因，必要时行外科手术治疗。遗憾的是，内镜医师只关注病变局部而忽略了疾病的整体。从诊断方法来讲，电子胃镜、食管测压和食管钡餐造影都是诊断贲门失弛缓症的辅助检查方法。我们认为：对于贲门失弛缓症患者，应该常规做胸部 CT 检查，了解贲门周围及食管下段情况，多种检查方法综合运用，以减少误诊和漏诊。

参考文献

1. Abubakar U，Bashir M B，Kesieme E B. Pseudoachalasia：A review. Niger J Clin Pract，2016，19（3）：303 – 330.

2. 胡健，常栋，龚民. 继发性贲门失弛缓症（5 例报告并文献复习）. 北京医学，2016，38（1）：20 – 23.

3. Hu J，Gong M，Song S，et al. Case report of achalasia secondary to a lung carcinoma of the mediastinal type. Dis Esophagus，2016，29（7）：891 – 893.

4. Gupta P，Debi U，Sinha S K，et al. Primary versus secondary achalasia：A diagnostic conundrum. Trop Gastroenterol，2015，36（2）：86 – 95.

5. Ponds F A，van Raath M I，Mohamed S M M，et al. Diagnostic features of malignancy – associated pseudoachalasia. Aliment Pharmacol Ther，2017，45（11）：1449 – 1458.

6. Licurse M Y，Levine M S，Torigian D A，et al. Utility of chest CT for differentiating primary and secondary achalasia. Clin Radiol，2014，69（10）：1019 – 1026.

（常　栋）

011　Heller 手术附加膈肌瓣成形术治疗贲门失弛缓症一组

病历摘要

基本资料： 本组共 150 例，男性 64 例，女性 86 例。中位年龄 37 岁。病程 4 个月 ~20 年。临床表现为不同程度的吞咽困难，部分伴有反流及呕吐。65 例患者曾接受内镜下球囊扩张治疗后复发。

辅助检查: 1. 全部患者接受了食管钡餐造影检查,显示为食管下段或贲门"鸟嘴样"狭窄性改变,狭窄段上方食管不同程度扩张。2. 102例患者术前行胃镜检查,显示食管中下段扩张,食物潴留,贲门口狭窄、但内镜可以通过。3. 40例患者术前进行了食管测压检查,显示食管体部正常蠕动消失,下食管括约肌不能完全松弛。

手术方法: 改良Heller手术附加膈肌瓣贲门成形术。改良Heller手术步骤:左外侧第七肋间小切口进胸,解剖游离食管下三角区,套带牵引、显露食管下段及贲门在食管前壁沿长轴纵行切开狭窄的食管肌层、深达黏膜外,并向两侧充分游离到食管周径的1/2以上,使食管黏膜充分膨出。切开狭窄段食管肌层长5~10cm,其中贲门口下1~2cm。膈肌瓣成形术步骤(图18-A、图18-B):辨认膈下动脉及其分支的走向,裁制成梭形带血管蒂(膈下动脉分支)的膈肌瓣,膈肌瓣长5~10cm、宽2~6cm,与膨出的食管黏膜裸露面形状一致即可。将膈肌瓣向上翻转缝合固定于食管下段及肌层缺损-食管黏膜裸露面,术中注意保护膈肌食管裂孔周围结构和迷走神经。

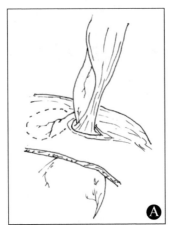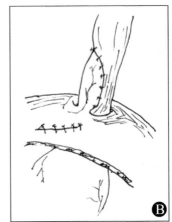

图18　梭形带蒂膈肌瓣成形治疗贲门失弛缓症手术示意图

注:图18-A:为预先设计拟裁剪的带血管蒂膈肌瓣;图18-B:为膈肌瓣向上翻转覆盖食管下段黏膜裸面,及缝合关闭膈肌切口。

疗效评价：

1. **症状改善**：按照术后临床症状（吞咽困难、反流）的严重程度，将临床疗效分为 4 个等级：优（完全无症状）、良（症状轻微，不需治疗）、欠佳（有症状，偶需治疗）、差（有症状，需正规治疗）。术后第 2、5、10、15 年的疗效优良率分别为 89.4%、77.8%、67.7%、53.3%，手术疗效随时间推移而逐渐下降（图 19）。

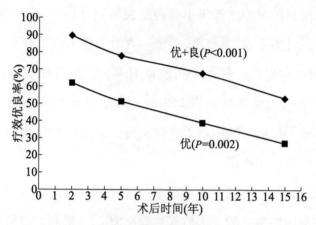

图 19　贲门失弛缓症术后疗效优良率

2. **食管体部直径（食管钡餐造影）**：与手术前相比，术后食管体部直径明显下降，但远期食管再次扩张者比例增加，提示外科手术改善食管排空的效果随时间推移而逐渐下降（表 1）。

表 1　贲门失弛缓症手术前、后食管扩张程度

食管扩张	术前 （$n=94$）	术后随访			
		≥2 年 （$n=94$）	≥5 年 （$n=63$）	≥10 年 （$n=31$）	≥15 年 （$n=15$）
正常	0	50	31	14	5
轻度（<4cm）	36	30	20	8	7
中度（4~6cm）	42	8	8	7	2
重度（>6cm）	16	6	2	2	1
中位食管直径	3.5cm	2.5cm	2cm	2.5cm	3cm
食管扩张率	100%	47%	51%	55%	70%

3. **食管内镜检查**：术后部分患者（6～10 年）接受了内镜检查，反流性食管炎发病率约为 6%。个别患者尽管无胃食管反流症状，但食管超声内镜检查仍提示贲门肌层肥厚、反流性食管炎。

病例分析

膈肌瓣贲门成形术最早由彼得罗夫斯基（Petrovsky）报道，膈肌瓣最初设计为舌状。我院多年来一直沿用该术式治疗贲门失弛缓症。自 1965 年至今，我科采用改良 Heller 手术附加梭形膈肌瓣成形术治疗贲门失弛缓症患者 150 例，治疗效果基本满意。我们认为，该术式不仅能有效防治胃食管反流，而且在预防再狭窄和食管穿孔等方面有一定作用。

膈肌瓣成形术的技术要点在于：1. 不切开膈肌食管裂孔，保护食管裂孔周围结构，防止术后胃食管反流。2. 裁制的梭形膈肌瓣要有血管供应，形状与食管下段肌层缺损 - 黏膜裸露区域匹配。3. 食管黏膜面止血彻底，并与膈肌瓣贴合固定紧密。4. 若胃壁黏膜缺损较大，可裁制带血管蒂的双瓣，分别覆盖食管下段、胃壁黏膜裸露面。

贲门失弛缓症的发病机制尚不完全清楚，本质上是一种食管运动功能障碍性疾病。无论附加何种抗反流手术，Heller 手术后的远期疗效都随时间推移逐渐下降。膈肌瓣成形术也不例外，本组资料显示，术后 10～15 年患者吞咽困难症状减轻、食管排空改善效果逐渐下降。

病例点评

膈肌瓣成形术经胸操作简单易行，疗效确切。它既保留了食管裂孔周围的正常生理结构，又可能通过膈肌自身弹性和肌瓣加固发挥抗反流作用。虽然该手术并不能从根本上治愈贲门失弛缓症，但不失为一种值得临床推广应用的经典手术方法。

参考文献

1. Petrovsky BV. Cardiospasm and its surgical correction. Ann Surg, 1962, 155（1）：60－71.

2. 孙衍庆，朱大雷. 膈肌瓣成形术治疗食管贲门失弛缓症. 中华外科杂志，1965，13：718.

3. 蔡执敏，王天佑，吴兆荣. Heller 氏术附加膈肌瓣成形术治疗贲门失弛缓症. 中国胸心血管外科临床杂志，1998，5（3）：173－174.

4. 常栋，龚民，崔永，等. Heller 手术加膈肌瓣成形术治疗贲门失弛缓症的远期效果. 中华胸心血管外科杂志，2011，27（9）：567－570.

5. 常栋，龚民，崔永，等. 改良 Heller 手术附加膈肌瓣成形术治疗贲门失弛缓症. 中华消化外科杂志，2011，10（3）：224－225.

（常　栋）

012　原发性食管恶性黑色素瘤四例

病历摘要

基本资料：本组共 4 例，男性 2 例，女性 2 例。主要症状为进食哽噎感，病程 2 周～1 年。查体：浅表淋巴结未触及肿大，全身皮肤黏膜未见明显异常色素沉着，心肺腹部查体无明显异常。

辅助检查：2 例病变位于食管下段，2 例病变位于食管中段，均行食管钡餐 X 线造影、电子胃镜及超声内镜、胸部 CT、全身骨扫描检查。（1）食管钡餐造影表现为食管中下段管腔轻度狭窄、充盈缺损（图 20 – A、图 21 – C）。（2）电子胃镜提示食管腔内边界清楚的黑色息肉状肿物（图 20 – B、图 21 – A），肿物周围食管黏膜可见散在多发灰褐色卫星灶（图 20 – B、图 21 – B）。食管超声内镜提示病变起源于食管的黏膜层，回声偏低（图 20 – C）。（3）胸部 CT 提示食管下段管壁不均匀增厚，管腔狭窄，不均匀强化（图 21 – D）。（4）全身骨扫描未见明显骨转移征象。

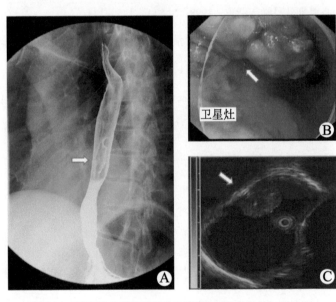

图 20　原发性食管恶性黑色素瘤影像学检查（例 1）

入院诊断：食管中（下）段恶性肿瘤。

治疗方案：3 例患者行左开胸食管胃部分切除、食管胃胸内吻合、纵隔淋巴结清扫术，1 例因病变范围广泛无法根治性切除而行肿物局部剥除术。术后 TC 方案（紫杉醇 + 卡铂）化疗 4 ~ 6 周期、白细胞介素 – 2 免疫治疗。

术后病理：肿瘤长径 3.5 ~ 8cm，灰黑色，表面黏膜光滑或轻

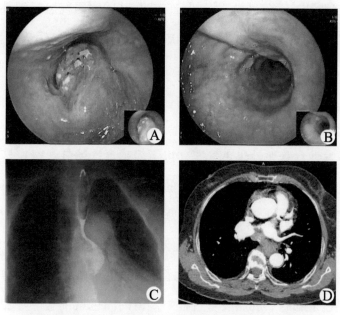

图 21　原发性食管恶性黑色素瘤影像学检查（例 2）

度糜烂。镜下观察肿瘤位于黏膜及黏膜下层，胞质内可见黑色素颗粒，邻近食管黏膜内含少量黑色素细胞。1 例发现食管旁淋巴结恶性黑色素瘤转移。免疫组化染色：4 例瘤细胞抗黑色素瘤特异性单抗 HMB－45、黑色素－A（Melan－A/Mart－1）、S－100 蛋白均阳性（表 2）。

表 2　例原发性食管恶性黑色素瘤的免疫组化染色结果

病例	性别	年龄（岁）	S－100	HMB－45	Mart－1	CK	Vimentin
1	男	47	＋	＋	＋	－	＋
2	男	59	＋	＋	＋	－	＋
3	女	56	＋	＋	＋	/	/
4	女	72	部分 ＋	＋	＋	－	＋

术后诊断：原发性食管恶性黑色素瘤。

随访结果：1 例术后 4 个月，正在化疗过程中。1 例术后 3 个月肝转移，术后 4 个月肺转移，术后 6 个月气管转移死亡。1 例术后 25

个月全身多发转移（肺、骨、肝），北京某肿瘤医院黑素瘤科参加临床试验，术后48月死亡。1例随访36个月生存良好，后失访。

病例分析

原发性食管恶性黑色素瘤（以下简称食管黑色素瘤）是一种临床罕见、恶性程度高、预后极差的食管恶性肿瘤，约占全部食管恶性肿瘤的0.1%~0.2%，到目前为止，国内外文献报告不到500例。由于临床少见，国内外对其临床诊断和治疗方案缺乏共识性意见。

食管黑色素瘤可能起源于食管黏膜上皮内的正常黑色素细胞、异位黑色素细胞、胚胎发育过程中残留的黑色素细胞。好发于食管中下段，具有多灶性起源可能。大体病理多为息肉状肿块，表面黏膜完整，或局灶性糜烂、溃疡。病理诊断是确诊食管黑色素瘤的金标准，免疫组化表型为HMB-45、S-100蛋白阳性。

食管黑色素瘤临床表现没有特异性，容易被误诊为食管癌。临床诊断应该综合应用食管钡餐造影、CT、内镜、活检病理等多种方法。目前国际公认的诊断标准包括：（1）具有典型的黑色素瘤结构和黑色素颗粒；（2）起源于鳞状上皮内的黑色素细胞；（3）邻近的上皮组织内可见有的黑色素细胞。此外，必须排除皮肤、眼、肛门等原发黑色素瘤病变转移的可能。

食管黑色素瘤的首选治疗方法为外科手术切除，术后可行辅助性化疗、放疗和免疫治疗，但目前国内外尚无公认的标准化疗方案，部分学者参照皮肤恶性黑色素瘤的化疗方案，效果有待观察。文献报告，PD-1等免疫治疗可能有一定效果。食管黑色素瘤的预后很差，术后的中位生存期是10.2个月。本组4例术后生存期与文献报告相仿。

📋 病例点评

　　原发性食管恶性黑色素瘤临床罕见、恶性程度高，主要诊断方法是电子胃镜检查，应与食管鳞癌鉴别。食管黑色素瘤的典型内镜图像为食管腔内灰黑色、息肉状肿物，表面黏膜完整或有小溃疡；而进展期食管鳞癌的内镜下表现多为菜花样肿块，表面黏膜糜烂。比较特殊的是食管黑色素瘤肿物周围的食管黏膜常可见到散在、多发的色素沉着卫星灶，这一点提示食管黑色素瘤的多灶性起源，在评估手术切除范围时应加以注意。食管超声内镜检查评价肿物侵犯程度也有助于鉴别诊断：食管黑色素瘤一般仅侵犯黏膜和黏膜下层，而进展期食管癌常累及肌层，甚至达外膜。

　　目前并无国际公认的原发性食管恶性黑色素瘤标准治疗方案，提倡外科手术为主的多学科综合治疗。建议组织多中心临床研究，回顾临床资料，开展临床试验，探索更为有效的治疗方案，以提高食管黑色素瘤的治疗效果。

参考文献

1. 常栋，胡健，龚民，等．原发性食管恶性黑色素瘤的诊断和治疗．中华消化外科杂志，2013，12（10）：801-803．

2. 胡健，常栋，龚民，等．原发性食管恶性黑色素瘤临床病理特征及治疗．中华医学杂志，2010，25：1785-1787．

3. Sun H, Gong L, Zhao G, et al. Clinicopathological characteristics, staging classification, and survival outcomes of primary malignant melanoma of the esophagus. J Surg Oncol, 2018, 117 (4)：588-596.

4. Rochefort P, Roussel J, La Fouchardière A, et al. Primary malignant melanoma of the esophagus, treated with immunotherapy: a case report. Immunotherapy, 2018,

笔记

10（10）：831-835.

5. Weiner J P, Shao M, Schwartz D, et al. Patterns of care and survival outcomes in the treatment of esophageal melanoma. Dis Esophagus, 2017, 30（2）：1-6.

6. Sasaki K, Uchikado Y, Omoto I, et al. Multidisciplinary therapy for metastatic primary malignant melanoma of the esophagus：A case report. Mol Clin Oncol, 2018, 8（4）：533-538.

（常　栋）

013　食管良性狭窄的外科治疗一例

病历摘要

基本资料：患者女性，42 岁。主因"进食哽噎感 11 年余，渐进性加重 3 个月"入院。11 年前无明显诱因开始出现进食哽噎感，进硬食时为重，无恶心呕吐，无反酸。曾就诊于当地某医院，胃镜检查提示食管下段狭窄，给予抑酸、抗感染治疗后症状减轻。11 年来吞咽困难症状时轻时重，近 3 个月进行性加重，伴低热。我院消化内科胃镜检查提示食管下段重度狭窄、无法内镜下扩张或食管支架治疗，收入胸外科。患者饮食差，大小便正常，体重减轻约 5kg。既往体健，无吞服腐蚀性药物食物史。

辅助检查：1. 食管钡餐检查：食管下段局限性狭窄，食管末端及贲门正常，胃充盈良好（图 22-A）。2. 电子胃镜检查：食管中上段黏膜光滑，管腔通畅（图 22-B），距门齿 35cm 食管下段可见环形狭窄，内镜不能通过，更换鼻胃镜也不能通过狭窄（图 22 - C）。

3. 胸部 CT 平扫 + 增强检查：食管下段可疑管壁增厚（图 22 - D）。

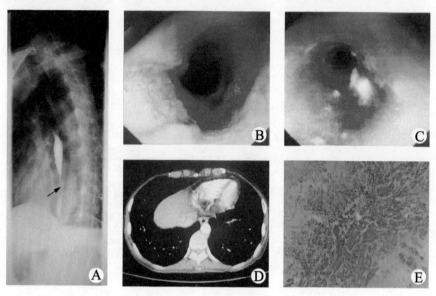

图22　食管良性狭窄的影像检查及病理切片

入院诊断： 食管下段良性狭窄。

治疗方案： 开胸探查、食管下段部分切除、食管胃弓下吻合术。

手术经过： 左侧第六肋间开胸探查，见下肺静脉水平食管管壁环周性增厚长约 1cm，为食管严重狭窄部位，其上方食管质软通畅、腔内可触及胃管，但无法下行通过狭窄环，其下方食管亦较上方食管明显狭窄。鉴于食管下段狭窄为环周节段性，无法局部松解或节段性切除，遂行食管下段部分切除、食管胃主动脉弓下吻合术。

病理报告：（大体病理）切除食管下段及贲门长约 10cm，剖面见距上切缘 2cm 处食管腔明显环状狭窄，长约 1cm，表面黏膜正常，未见新生物，但局部食管肌层明显增厚。（镜下）食管黏膜呈慢性炎，狭窄处食管黏膜肌增厚，部分消失，纤维组织及小血管增生，未见恶性肿瘤（图 22 - E）。

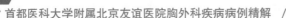

术后诊断：食管下段良性（炎性）狭窄。

术后随访：患者目前术后 1 年，随访良好。

🔬 病例分析

食管良性狭窄是指非恶性肿瘤引起的食管腔狭窄，病因可分为先天性和后天性。先天性因素包括先天性食管环和食管蹼。后天性因素主要是继发于食管损伤后修复的炎症反应，常见原因有胃食管反流、内镜下治疗（EMR 和 ESD）、外科手术（食管切除重建之后的吻合口狭窄）、化学性灼伤等。食管良性狭窄最常见的临床症状主要是不同程度的吞咽困难，严重者影响患者的生活质量，因而需要积极治疗。

目前食管良性狭窄的治疗方法大体可分为内镜下治疗和外科手术两大类，内镜下治疗（内镜下注射激素、内镜下切开、内镜下扩张和支架置入）临床应用最多，可以治疗多数食管良性狭窄。按照病变严重程度，食管良性狭窄包括简单食管狭窄（局限性短段食管狭窄，内镜可以通过）和复杂食管狭窄（狭窄段超过 2cm，常规内镜无法通过）。简单食管狭窄首选内镜下探条扩张和球囊扩张；复杂食管狭窄则需要考虑食管支架治疗，但由于并发症较多，限制了其在食管良性狭窄领域的应用，而主要应用于不可手术的食管恶性狭窄。因此，对于内镜下治疗失败或无法内镜下治疗的食管良性狭窄，应该积极行胸外科手术。

本例患者病史长达 11 年之久，消化内科胃镜检查提示食管下段重度狭窄，鼻胃镜也无法通过。因此，无法内镜下扩张或食管支架治疗。同时，术中探查也发现狭窄部位并非贲门，而是其上方的食管下段，无法行局部切除，只能行食管部分切除食管胃弓下吻合术。

病例点评

　　食管良性狭窄临床比较少见，多数可以经内镜下治疗，但是少部分复杂和严重的病例（化学性灼伤、复杂性食管狭窄、内镜治疗失败者）需要胸外科手术治疗。食管良性狭窄的诊断比较容易（贲门失弛缓症一般不归属在食管良性狭窄的范畴之内），诊断方法包括食管钡餐造影检查、电子胃镜检查、胸部 CT 检查等。临床重点和难点在于细致评估狭窄的部位、长度，从而选择合适的手术方式和食管替代器官。

　　食管良性狭窄的初始治疗可选择内镜下扩张，可尝试定期、多次扩张，内镜下治疗失败的所谓"难治性食管良性狭窄"方考虑开胸手术。开胸手术主要是指食管部分切除重建术（胃代食管），狭窄段局部切除或成形术在技术上并不可行。对于化学性灼伤引起的食管狭窄和胃挛缩，则需采用结肠代食管术。

参考文献

1. Ravich W J. Endoscopic Management of Benign Esophageal Strictures. Curr Gastroenterol Rep, 2017, 19 (10)：50.

2. Szapáry L, Tinusz B, Farkas N, et al. Intralesional steroid is beneficial in benign refractory esophageal strictures：A meta – analysis. World J Gastroenterol, 2018, 24 (21)：2311 – 2319.

3. Samanta J, Dhaka N, Sinha S K, et al. Endoscopic incisional therapy for benign esophageal strictures：Technique and results. World J Gastrointest Endosc, 2015, 7 (19)：1318 – 1326.

4. Fuccio L, Hassan C, Frazzoni L, et al. Clinical outcomes following stent placement in refractory benign esophageal stricture：a systematic review and meta – analysis.

Endoscopy, 2016, 48 （2）: 141 – 148.

5. Mormando J, Barbetta A, Molena D. Esophagectomy for benign disease. J Thorac Dis, 2018, 10 （3）: 2026 – 2033.

6. Repici A, Small A J, Mendelson A, et al. Natural history and management of refractory benign esophageal strictures. Gastrointest Endosc, 2016, 84 （2）: 222 – 228.

（常　栋）

014. 自发性食管破裂一例

病历摘要

患者男性，50 岁，北京人。主诉：24 小时前恶心，呕吐后胸痛，胸闷。患者 24 小时前无明显诱因出现恶心、呕吐，随后自觉胸痛，胸闷于 2018 年 2 月 27 日来我院急诊。发病以来，体温正常，无排气排便。既往有高血压、糖尿病、糖尿病肾病病史。

体格检查：神清状弱，轮椅推入诊室，血压 130/70mmHg，心率 100 次/分，胸廓对称，左侧胸部叩诊浊音，听诊左侧呼吸音消失。

实验室及影像学检查：血白细胞（WBC）2.76×10^9/L ［参考值 $(3.5 \sim 9.5) \times 10^9$/L］，中性粒细胞百分比（GR）82.6%（参考值 40%~75%），血红蛋白（HGB）99g/L（参考值 130 ~ 175g/L），血小板（PLT）158×10^9/L ［参考值 $(125 \sim 135) \times 10^9$/L］，白蛋白（ALB）29.7g/L（参考值 40 ~ 55g/L），葡萄糖（Glu）22.37mmol/L

（参考值 3.92 ~ 6.16mmol/L），尿素氮（Urea）20.38mmol/L（参考值 3.1 ~ 8.0mmol/L），肌酐（Cr）190.6μmol/L（参考值 41 ~ 111μmol/L）；胸部 CT（2018 年 2 月 27 日）：左侧液气胸，胸腔内部分混杂密度影，食管下端，贲门部周围少许气体影，穿孔（图 23）？上消化道造影（2018 年 2 月 27 日）：造影剂自食管流入胃腔，食管胃交界处可疑小漏口（图24）；胃镜（2018 年 2 月 27 日）：食管下段管壁脓苔附着，未见明显漏口，经胃镜留置空肠营养管。

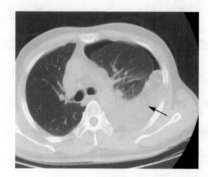 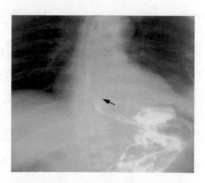

图 23　左侧液气胸　　　图 24　造影食管胃交界处可疑漏口

诊断： 左侧液气胸，食管破裂？高血压，糖尿病，肾功能不全，低蛋白血症。

治疗情况： 在急诊行胸腔闭式引流，引流出灰褐色液体 1800ml。患者一般情况进一步变弱，血压 90/50mmHg，心率 120 次/分。急诊行剖胸探查，经后外侧切口，第七肋间进胸，胸壁肌层水肿，胸腔内见脓液及大量食物残渣，肺、膈肌、纵隔表面附着脓苔，脏、壁层胸膜明显充血水肿。用大量生理盐水反复冲洗胸腔，尽量清除脓苔。断下肺韧带，清除食管表面纤维素，暴露食管，见食管胃交界处上方裂孔，1cm。辨别食管黏膜，全层缝合裂口，留置纵隔和胸腔引流管。术后予以抗感染、禁食、肠内营养、控制血压血糖。4 天后纵隔引流液由血性转为少量脓性液，2 周后引流量减少并转为清亮。术后 1 个月逐步恢复进食，康复出院。

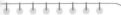

病例分析

中年男性，呕吐后出现胸痛、胸闷，影像提示左侧液气胸，胸腔内部分混杂密度影，造影和胃镜检查均怀疑食管破裂，闭式引流后引流液呈灰褐色，脓气胸的诊断明确，第一原因考虑为食管破裂。病情进展快，一般情况短时间内转差，血压下降，心率增快，考虑为感染中毒性休克，病情危重，须急诊手术。手术的首要目的是清除胸腔内脓性物质，并保持胸腔纵隔引流通畅；其次是查找原因，找到裂孔位置，根据情况尽量修补裂孔。该病例手术距发病已经 24 小时，食管破裂部位水肿严重，虽经修补，术后仍有漏液，经胃肠减压，胸腔纵隔引流，漏口逐渐愈合。维持营养是术后治疗的关键，尤其是肠内营养，较全胃肠外营养（TPN）更符合生理，利于创面漏口愈合。故应在术前或术后早期留置空肠营养管。此类患者恢复时间往往较长，该患者术后 1 个月才逐步恢复饮食，痊愈出院。

病例点评

食管无浆膜层，是消化道最薄弱的部位，故自发性食管破裂（spontaneous esophageal rupture）并不罕见。常表现为呕吐后胸腹部剧烈疼痛、发热、呼吸困难和休克，多见于青壮年。诱因除大量饮酒后剧烈呕吐外，也可因饱餐后食物哽咽、快速饮水呛咳等引起。根据病情可分为 3 类：壁间血肿（不完全穿孔）；黏膜撕裂（Malloy Weiss 综合征）；完全性破裂（boerhaave 综合征）。破裂部位多位于食管下段，也有颈段食管破裂报道。由于症状不典型，早期误诊率可达 74%～84%，多误诊为自发性气胸、胆石症、胰腺

笔记

炎、心肌梗死、主动脉夹层等。CT、食管造影、胃镜是首选检查，对于液气胸，诊断性穿刺或引流也可明确诊断。该病死亡率25%～50%，常可导致纵隔感染、脓胸、合并感染、中毒性休克，感染灶侵透主动脉可造成致命的大出血，是胸外科的危重症之一。治疗以手术为主，首先要清除感染灶，并保持胸腔纵隔引流通畅；其次视情况修补食管裂口，修补成功与否关键在于食管组织炎性水肿程度，手术距发病时间越短，组织水肿程度越轻，修补成功的可能性越大。有学者报道胸腔镜或腹腔镜下一期缝合食管裂口，效果满意，其手术距发病平均时间分别为13.7小时和17.2小时，超过24小时则修补效果差。有报道对于食管裂口较大，不宜修补且全身情况良好的患者，行食管局部切除，消化道一期重建手术；对于食管损伤严重、纵隔胸腔感染严重及全身状态不佳的患者，可行颈段食管外置，全胸段食管切除，贲门缝合关闭，胃空肠造口饲食，2～3个月待全身情况好转后再行二期手术重建食管。无论何种手术方式，术后营养至关重要，尤其是肠内营养，应在术前、术中或术后早期置入空肠营养管。总之，自发性食管破裂虽病情危重，但如能早期诊断，及时手术，充分引流和营养支持，大部分病例可以痊愈。

参考文献

1. 杨章林，姬涛，赵宝成. 10例自发性食管破裂临床诊治分析. 解放军医学院学报，2017（11）：55－58，74.

2. Nakano T, Onodera K, Ichikawa H, et al. Thoracoscopic primary repair with mediastinal drainage is a viable option for patients with Boerhaave's syndrome. Journal of Thoracic Disease, 2018, 10 (2): 784－789.

（李　浩）

胸壁、胸膜、纵隔疾病

015 右侧大量胸腔积液一例

病历摘要

患者男性，81岁。1周前无明显诱因出现咳嗽、咳痰、胸闷、气短，伴发热、乏力，最高37.5℃，无胸痛、盗汗、头晕、头痛，症状逐渐加重，就诊我科门诊，胸部CT示：右侧胸腔积液并右肺不张及膨胀不全，原因待查，门诊以"胸腔积液"收住我科，自发病来，睡眠饮食正常，大小便正常，体重减轻4kg。既往高血压15年，口服蒙诺，控制可，2002年脑梗死，规律治疗，目前右侧肢体活动不利，口服阿司匹林。既往吸烟史 30 年，每日 1 包，现已戒烟，有饮酒史 30 年，每日 2 两，现已戒酒。

体格检查： 双侧颈部及锁骨上未触及肿大淋巴结。胸廓无畸形，双侧呼吸运动对称，肋间隙正常，右侧语颤弱，未触及胸膜摩擦感，右胸叩诊呈实音，左侧叩诊呈清音。听诊左侧肺呼吸音清，右侧呼吸音消失。无腹胀，双下肢不肿。

辅助检查： 胸部 CT（2018 年 4 月 2 日）：右侧胸腔积液并右肺不张及膨胀不全；双肺磨玻璃密度影及索条影，纵隔多发淋巴结，左侧胸膜稍增厚并钙化（图 25、图 26）；WBC 8.6×10^9/L［参考值 $(3.5 \sim 9.5) \times 10^9$/L］；GR 66%（参考值 40% ~ 75%）；胸水细菌培养（－）；胸水找结核（－）；胸水常规：李凡他实验（＋），比重 > 1.018；胸水腺苷脱氨酶（ADA）33U/L（参考值 4 ~ 24U/L）；胸水乳酸脱氢酶（LDH）335U/L（参考值 120 ~ 250U/L）；血肿瘤标志物（－）；血沉 58mm/h（参考值 0 ~ 15mm/h）；痰找结核（－）；抗结核抗体（－）；PPD（＋）；结核感染 T 细胞阳性，提示结核菌感染，是否为活动性请结合临床；肝胆胰脾肾 B 超未见异常；超声心动左室射血分数 65%（参考值 > 55%）；胸水找癌细胞（－）。

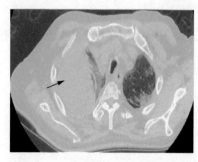 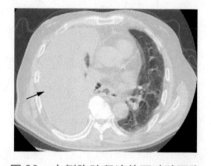

图 25   右侧胸腔积液伴上叶肺不张   图 26   右侧胸腔积液伴下叶肺不张

诊断： 右侧胸腔积液，右肺不张，纵隔多发淋巴结肿大。

治疗过程： 于 2018 年 4 月 4 日行胸腔闭式引流，引流液为淡黄

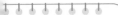

色清亮，首次引出胸水 600ml，第 2、第 3 日分别引出胸水 1000ml、800ml，患者喘憋症状明显好转。同时抗感染、雾化等对症治疗，复查胸部 CT，右侧胸腔积液较前明显减少，未发现明确占位性病变，但仍有部分包裹性积液，拔出引流管后，超声引导下胸腔穿刺置管（细管），共抽出深黄色积液 400ml。经结核病专科医院会诊后，暂时出院观察，目前病情稳定。

病例分析

本例患者为老年男性，因低热、咳嗽、胸闷、气短就诊，检查发现右侧大量胸腔积液。胸腔积液的原因较多，有时不易明确。最常见原因为感染，如肺炎、胸膜炎。肺炎初始表现为发热、咳嗽、咳痰，之后胸膜渗出出现胸腔积液，积液量为少到中等量；胸膜炎最初常以胸痛伴发热为主要症状，影像表现为胸腔积液，数日后易分隔、包裹，胸水为脓性液。感染所致胸腔积液诊断并不困难，根据症状体征，影像特点，血象、胸水常规等实验室检查可明确。本病例为低热，感染情况不严重，且积液量很大，胸水性状为淡黄色清亮，不符合普通感染表现。恶性胸腔积液也较为常见，为胸膜原发或转移的恶性肿瘤导致胸膜渗出，积液量大，有时甚至全胸腔积液，胸水多为血性，细胞学检查多能明确，相关肿瘤标志物可能升高，引出胸水后，复查胸部 CT 可见肺内或胸膜占位。本病例胸水性状、胸水细胞学、影像特征均不支持恶性胸水诊断。其他重要器官如心、肝、肾等功能障碍也可导致胸腔积液，本病例通过检查，已排除上述器官功能障碍。结核性胸膜炎是胸腔积液的常见病因，典型病例可有低热、盗汗、乏力症状，胸腔积液为中到大量，胸水找到结核杆菌可明确诊断。本病例有低热、消瘦症状，结核感染 T

细胞阳性，说明至少既往有过结核感染。但胸水未查到结核杆菌，抗结核抗体阴性。所以最终不能确诊，只能考虑结核性胸膜炎可能性大，经专科医院会诊后，因未发现结核直接证据，且患者高龄，考虑到药物不良反应，暂未使用抗结核药物。胸腔积液病因有时诊断不明，对于一般情况好的患者，可以通过胸膜活检明确诊断。

病例点评

胸腔积液是胸部常见病症，结核性胸膜炎（tuberculous pleurisy, TP）是主要原因之一。TP 是常见的肺外结核，中国每年新增 TP 患者达 10 万以上，且结核性胸腔积液的发病率逐年增加。结核性胸腔积液是胸膜下肺部结核灶或胸膜表面的结核病灶破溃，结核菌和（或）结核菌蛋白进入到胸膜腔而引起的；结核性胸腔积液中蛋白含量比较高。结核性和恶性胸腔积液的治疗和预后截然不同，目前公认较有意义的实验室鉴别诊断指标包括腺苷脱氨酶（ADA）、癌胚抗原（CEA）、糖链抗原 50（CA50）、流式细胞术（FCM），以及针刺胸膜活检和胸液细胞学检查。有学者提出结核性胸腔积液 ADA 水平明显增高，恶性胸腔积液的 LDH 水平较高，对于鉴别诊断有一定价值。确诊结核性渗出性胸膜炎的患者，临床上通常采用常规抗结核治疗，同时给予胸腔闭式引流；若治疗不当或不及时容易引起胸膜肥厚、胸膜粘连、胸膜包裹，导致限制性通气功能障碍，从而影响患者的生活质量。目前认为在常规抗结核治疗的基础上，持续胸腔闭式引流治疗少量结核性胸腔积液疗效更为显著，优于间断胸腔闭式引流，并发症少。

参考文献

1. 郭秋野，李燕妮，杨云桥，等 . 一次性引流导管胸腔闭式引流与常规胸腔穿刺

放液治疗结核性胸腔积液 121 例临床比较分析．临床肺科杂志，2011，
16（3）：478–479.

2. 魏颖．中心静脉导管治疗癌性胸腔积液的护理．临床肺科杂志，2010，
15（10）：1521.

（刘春全）

016　动脉韧带钙化合并纵隔内气肿一例

病历摘要

患者男性，15 岁，山东人。主诉：发现食管异物 2 天。2018 年 3
月 29 日患者不慎吞食鸭骨，当时无特殊不适，当晚出现胸痛症状，
伴嗳气，无咳嗽、咳痰，无咯血，无恶心、呕吐，体温 37.4℃，就
诊于当地医院，胸部 CT 检查提示：食管异物并穿孔，异物破入纵
隔，建议手术治疗。患者家属拒绝于当地手术，转诊山东某医院，行
CT 检查提示纵隔内高密度灶，符合食管异物破入纵隔表现，建议手
术治疗。患者家属拒绝手术，并于 2018 年 4 月 1 日转诊首都医科大
学附属北京友谊医院急诊。就诊期间患者诉咽部疼痛不适，饮食及饮
水时疼痛加重，无恶心、呕吐，无咳嗽、咯血。行胸部增强 CT 检查
提示纵隔内条状高密度影，异物可能；纵隔内多发气体密度影，食道
瘘？消化内科会诊后考虑患者食管穿孔，异物已破入纵隔，胃镜检查
过程有加重损伤可能，无法直接行胃镜检查。为进一步治疗，于

2018年4月1日以"纵隔异物？食管穿孔？纵隔气肿"收住胸外科。

体格检查：体温36.8℃，双侧呼吸运动对称，肋间隙正常，双肺语颤对称，未触及胸膜摩擦感，无皮下捻发感，胸骨无压痛，双肺叩诊呈清音，双肺呼吸音低，未闻及明显干湿性啰音，语音传导正常对称，未闻及胸膜摩擦音。

实验室及影像学检查：

（1）胸部CT（2018年3月30日，山东某医院）：食管异物并穿孔，异物破入纵隔。

（2）血常规（2018年3月31日，首都医科大学附属北京友谊医院）：WBC $10.58 \times 10^9/L$ ［参考值（3.5～9.5）$\times 10^9/L$］，GR $7.91 \times 10^9/L$ ［参考值（1.8～6.3）$\times 10^9/L$］。

（3）胸部平扫＋增强（2018年3月31日，首都医科大学附属北京友谊医院，图27）：胸5椎体水平，纵隔内可见一条形高密度影，位于主动脉弓下方水平，与降主动脉关系密切。纵隔内多发气体密度影。胸廓两侧对称，支气管血管束清晰。肺内未见明确异常密度灶。主气管、双肺支气管及其分支管腔通畅。双侧肺门及纵隔内未见明显增大淋巴结。心脏形态、大小正常。未见明确胸膜病变。增强后，主动脉、肺动脉主干及其分支造影剂充盈良好，管径正常、血管边缘清晰，诊断：纵隔内条状高密度影，异物可能。纵隔内多发气体密度影，食道瘘？

诊断：纵隔气肿，纵隔内异物？食管穿孔？

治疗方案：急诊行开胸探查术，术中探查：动脉弓下切开纵隔胸膜，未发现积液及脓性分泌物，进一步游离食管和主动脉间隙，探查食管壁无明显破损，动脉导管韧带下壁钙化长约0.8cm，未见异物。术中行胃镜检查，食管腔内无异物，食管黏膜光滑，未见明显糜烂及溃疡。

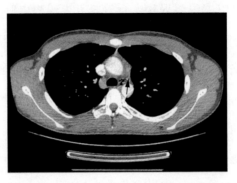

图27　纵隔内高密度影及纵隔内气肿

病例分析

　　本例患者为吞食骨性异物后出现胸痛症状，影像学检查提示纵隔气肿及纵隔内高密度影，考虑异物穿破食管，导致食管穿孔合并纵隔气肿及纵隔异物。病程初期有低热，伴吞咽疼痛及咽部不适等症状，血常规检查提示白细胞升高，结合胸部 CT 检查结果，考虑纵隔内异物及食管穿孔诊断可能，进一步可予完善胃镜检查和上消化道造影检查以明确诊断。患者胸部 CT 影像提示疑似异物的纵隔内高密度影与胸主动脉关系密切，消化内科考虑行胃镜检查治疗过程中需有反复的充气过程，可能导致纵隔内异物移位，从而引起主动脉破裂，出现胸腔内大出血。上消化道造影检查亦需患者通过反复吞咽动作配合完成检查，有引起异物移位风险。基于以上因素，最终选择行开胸探查手术。术中探查纵隔内未发现明确食管穿孔及纵隔感染表现，仅于主动脉弓和肺动脉干的动脉韧带区域触及硬质肿物，考虑为纵隔内钙化，于手术中行胃镜检查提示食管腔内无异物，食管上段、中段、下段黏膜光滑，未见糜烂及溃疡，胃腔内无异物，因此考虑胸部 CT 中的纵隔高密度影为动脉韧带钙化表现。

笔记

至于纵隔内气肿原因，考虑患者合并自发性纵隔气肿或受伤当时有小的食管穿孔，纵隔内气体未完全吸收。

病例点评

动脉韧带钙化（calcification of the ligamentum arteriosum，CLA）是胸部 CT 平扫中常见的征象，发生率约为 19.42%，多位于动脉韧带走行区（主肺动脉稍左侧到降主动脉起始部），形态可表现为点状、条状、曲线状、壶腹状等，与动脉导管形态有关，CT 值在 82～301HU，常易被误诊为伪影、淋巴结钙化及纵隔病理性钙化。这类钙化与年龄增长没有相关性，因此对年轻组的动脉韧带钙化定义为生理性钙化。本例患者是在吞食异物后出现的低热、咽部不适等食管黏膜损伤症状，结合相应的辅助检查，食管异物穿出纵隔致食管穿孔合并纵隔内异物诊断不能排除，在无法进一步行胃镜或上消化道造影检查明确诊断的情况下，开胸探查不失为当时最佳的治疗措施。如在术前针对可能发生的主动脉大出血做好充分准备，可在全麻下行术前的胃镜检查进一步明确诊断，保证患者的生命安全，是所有诊治手段的最基本原则。对于影像学发现的纵隔内钙化，应考虑到常见的良性钙化可能，即使有明确的吞食异物病史，也应慎重考虑异物完全穿出食管可能，术前尽可能通过胃镜或上消化道造影明确诊断。

参考文献

叶明，单云鹏. 动脉韧带钙化——生理性钙化. 中国医药指南，2016，14（23）：6－7.

（宋　帅）

017 心包囊肿一例

病历摘要

患者女性，56岁。主诉：发现纵隔肿物5年。患者于5年前常规体检发现纵隔肿物，未在意。2018年2月体检复查胸部CT提示纵隔肿物较前增大，近1个月来无明显咳嗽、咳痰或呼吸困难，无痰中带血、咯血或发热，无声音嘶哑、饮水呛咳或吞咽困难，无上睑下垂、视物模糊或四肢乏力，无胸闷、喘憋。现为进一步诊治，以"纵隔肿物"收入院。患者自发病以来，饮食、睡眠及二便情况好。体重无明显下降。甲状腺癌病史3年。

体格检查：双侧锁骨上未触及肿大淋巴结。双侧呼吸运动对称，肋间隙正常，双肺语颤对称，未触及胸膜摩擦感，无皮下捻发感，双肺叩诊呈清音，双肺呼吸音稍粗，双肺未闻及干湿啰音，语音传导正常对称，未闻及胸膜摩擦音。

实验室及影像学检查：

胸部平扫（2018年2月29日，首都医科大学附属北京友谊医院，图28）：右中上纵隔见片状液体密度影，边缘清晰，最大截面约5.9cm×2.0cm，未见强化。诊断：右中上纵隔囊状影，考虑良性囊肿。

诊断：纵隔肿物，甲状腺癌术后。

治疗方案：手术治疗，行胸腔镜纵隔肿物切除术，术中见纵隔心包上方上腔静脉前侧纵隔肿物，囊性，约6.0cm×3.0cm×1.5cm

大小，包膜完整，于肿物右下方用超声刀及电钩沿心包及囊肿壁间隙游离，至囊肿中部，囊壁与心包粘连紧密，无法分离，切除囊肿及部分心包组织。

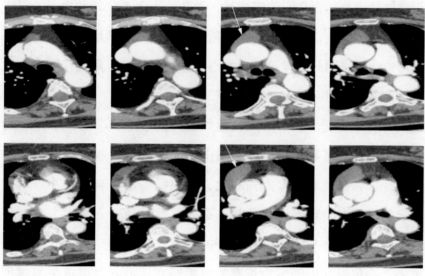

图28　心包囊肿

病例分析

本例患者是因体检发现纵隔内片状液体密度影，在定期随访过程中，纵隔肿物逐渐增大。体检发现的纵隔肿物，尤其是随访过程中逐渐增大的纵隔病变，应与纵隔内常见的肿瘤等相鉴别。纵隔内占位性病变，在出现压迫症状前多无症状。心包囊肿的患者亦多无任何自觉症状，仅在行胸部影像学检查中偶然发现，也有部分患者会出现胸痛、咳嗽、心动过速等症状，极少数患者会因囊肿破裂导致心包填塞等严重并发症。影像学上典型的心包囊肿表现为心膈角处圆形、椭圆形或泪滴状阴影，液体密度，密度均匀，边缘清晰，与心包关系密切。心脏超声对心包囊肿的诊断特异性较高。对于发

笔记

生部位特殊的心包囊肿，应注意与支气管囊肿、胸腺囊肿等纵隔疾病鉴别。术前增强 CT 检查在帮助判别病变性质的同时，可以更好地显示纵隔肿物与胸腔大血管之间的关系。心包囊肿的治疗多取决于囊肿性质及是否伴有临床症状，囊肿较小而无症状的患者，以定期随访观察为主，但多数囊肿在随访过程中会逐渐增大，部分会出现压迫症状。因此对体检发现的心包囊肿患者，尤其是有压迫症状或不能除外恶性病变的患者，应及早行手术治疗，明确病变性质的同时切除病变。手术方式包括传统开胸手术、小切口手术和胸腔镜手术等。多数心包囊肿与周围粘连不紧密，适于接受微创手术治疗。与传统的手术方式相比，胸腔镜手术具有创伤小、术后恢复快、切口美观等诸多优势，是心包囊肿的首先手术方式。但对于囊肿较大，与周围粘连紧密的患者，应做好充分的开胸手术准备。心包囊肿周围多为重要的组织器官，不应为追求手术微创而导致可能危及生命的并发症发生。手术应尽可能完整切除病变，对囊肿较大无法充分显露的心包囊肿，可刺破囊肿排出囊液，以便于手术。对与心脏关系密切的心包囊肿，手术过程应操作细致轻柔，避免损伤心脏。术后并发症以心包填塞最为危险，应注意预防。

病例点评

心包囊肿是指发生于心包的一种先天性纵隔囊肿，亦称为胸膜心包囊肿，囊肿多与心包隔绝，如茎蒂与心包腔相通则称为心包憩室。目前认为病因与胚胎时期原始心包腔未完全融合所致。多数患者无任何症状，于查体偶然发现，少部分患者可有胸痛、胸闷等症状，病变较大可有压迫心脏导致的心悸、气短等心衰表现。X 线片显示为位于前心膈角处的类圆形肿物，边缘光滑，密度淡而均匀，CT 和超声心动图有助于进一步诊断。因心包囊肿增大可出现压迫症状或继发感染等情况，一般主张手术治疗，手术的主要目的在于明确诊断和缓解压迫症状。因囊肿多与心包关系密切，如完整切除困难，不要求完整剥离，以免损伤心脏引起大出血。

参考文献

1. 顾恺时. 顾恺时胸心外科手术学. 上海：上海科学技术出版社，2003：1056.

2. 张涛，周乃康，马永富，等. 心包囊肿 27 例诊治体会. 临床外科杂志，2013，21（4）：286 - 288.

（宋 帅）

018 胸外伤纵隔内异物一例

病历摘要

患者男性，60 岁。主诉：外伤致胸腔异物 4 天。患者于 4 天前工作时异物弹入胸腔内，即于当地医院行胸片检查示：胸腔异物。患者在此期间无胸闷、憋气，无咳嗽、咳痰，无发热、寒战，无明显胸痛等不适。患者自发病以来，饮食睡眠可，二便正常，体重无明显改变。

体格检查：双侧锁骨上、颈部淋巴结未触及肿大，胸廓对称，无畸形。左胸部近胸骨处可见一长约 1 cm 皮肤裂伤，双侧呼吸动度一致，胸廓扩张度双侧对称，触觉语颤双侧对称，无胸膜摩擦感。双肺叩清音，双肺呼吸音低，未闻及干湿性啰音及胸膜摩擦音。

实验室及影像学检查：

（1）胸部平扫（2018年3月4日，某医院）：肺动脉主干水平纵隔投影区可见高密度影，大小约为4mm×7mm，密度较高，边缘光滑。诊断：纵隔投影区高密度，考虑为异物影。

（2）胸部平扫＋增强（2018年3月8日，首都医科大学附属北京友谊医院）：前纵隔可见类长条形结节，最大截面大小约3.0cm×1.2cm，其旁见斑片，CT值约54HU，增强扫描未见明确强化，局部并见少许气体影。结节与大血管间隙可见结节状致密影，直径约0.6cm，CT值约2800HU，并大量放射状伪影。诊断：前纵隔异常高密度灶，结合病史考虑异物影？周围斑片、结节及少许气体影（图29）。

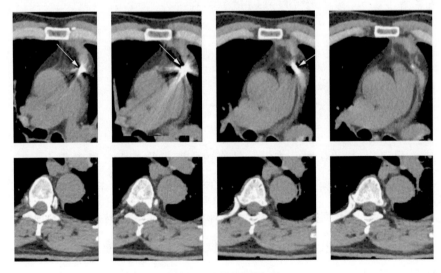

图29　前纵隔致密影

诊断：胸腔异物。

治疗方案：手术治疗，行开胸探查术，探查见纵隔心包上方胸腺组织内触及肿物，质地软，边界不清楚，未触及明显质硬异物，切开纵隔内胸腺组织，可见黑褐色陈旧出血，进一步分离探查黑褐色陈旧出血部位，于陈旧出血深层探及薄片状异物，质地硬，约3cm×1cm大小，取出异物并切除周围黑褐色血肿。

病例分析

本例患者是外伤导致异物进入胸腔，有明确的外伤史，结合胸部 CT 显示纵隔内明显的结节状致密影，胸部穿刺伤合并胸腔内异物诊断明确。胸外伤导致的胸腔内异物，临床表现多与异物进入胸腔后损伤相应的胸腔内器官有关，如血气胸、出血、食管破裂等，多因紧急的器官损伤急诊入院治疗。本例患者由于小型异物进入的途径为前胸壁，因此异物切入胸腔部位为前纵隔，且因异物较小，进入胸腔的力度不大，并未伤及前纵隔内的重要脏器，也未引起气胸、血胸等常见胸部穿透伤的表现，较为特殊。胸腔内异物患者术前应常规行胸部增强 CT，尤其是对于异物位于与心脏、大血管较为接近的位置，便于判断异物与胸腔内重要脏器的关系，术前做好相应的手术预案。本例患者治疗的难点在于手术过程，由于异物位于前纵隔胸腺组织中，与心脏及进出心脏的大血管距离较近，不能除外潜在的损伤心脏及大血管的可能，而且异物较小，肉眼不易发现，因此基于手术安全考虑，未行胸腔镜探查，采用了传统开胸探查手术。术中因异物完全埋于胸腺脂肪组织内，探查前纵隔脂肪组织过程中并未触及明确的异物组织，但纵隔胸腺内可见陈旧出血，于陈旧出血部位仔细探查后探及肿物，探查心包完整，异物未进入心包后，沿心包外完整切除异物及周围血肿组织。手术过程中应细致操作，动作轻柔，避免二次损伤周围组织引起大出血。如术中探

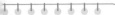

查异物与心脏及大血管关系密切，不应匆忙取出异物，应在充分做好出血准备和心脏损伤准备的情况下，再行异物取出，以免取出异物后导致无法控制的大出血。

病例点评

胸腔内异物是指因各种胸部外伤原因导致的异物进入胸腔内。常见于胸部穿透伤后遗留在胸腔内的异物。胸壁是以坚硬的骨性结构为框架，外覆皮肤、皮下组织和肌肉组合而成的结构，一般的胸部外伤多难以穿透胸壁，多表现为胸壁组织的损伤，如皮肤肌肉的损伤和胸壁骨性组织的断裂。少数情况异物可以贯穿胸壁进入胸腔，多伴有胸腔内组织器官的损伤，如肺部、食管和大血管等的损伤，表现为损伤引起的气胸、血胸、食管破裂、大出血等，临床以急性的胸痛、呼吸困难、出血性休克等表现为主，后期可因异物残留胸腔引起感染，导致脓胸等并发症。胸腔内异物影像学表现为胸腔内异常密度影，如合并血胸、气胸、肺部挫裂伤、食管穿孔等，可有相应的影像学征象。胸腔异物的诊断一般应以明确的外伤史结合影像学检查来诊断。胸部外伤导致的胸腔内异物，以手术治疗为主，应尽可能完整取出异物，清除周围的感染坏死组织，减少术后胸腔内感染的发生。手术的难点在于准确的异物定位，手术中操作应细致轻柔，避免二次损伤导致的并发症。对胸腔内异物合并纵隔内血肿的患者，治疗经验包括：①遇到外伤性纵隔血肿时，应想到大血管（特别是大动脉）损伤的可能性；②术前应仔细阅读胸部增强 CT 图像，有条件时应行动脉造影检查，确定出血的部位，怀疑大动脉破裂时应准备体外循环；③若术中发现为大动脉破裂，勿惊慌或盲目钳夹，应迅速用纱垫压迫暂时止血，直到建立体外循

笔记

环，在充分显露术野的条件下，辨清损伤的血管，根据损伤的部位、严重程度和范围，进行血管修补或切除部分血管，用人工血管置换。

参考文献

郭峰，苗齐，崔玉尚. 外伤性纵隔血肿一例报告. 北京医学，2006，28（4）：229.

（宋　帅）

019　脓胸一例

📋 病历摘要

　　患者男性，57 岁，北京人。主诉：低热、咳嗽 2 个月，胸痛 1 个月。患者 2 个月前受凉后出现乏力伴咳嗽、低热，体温最高 37.6℃，未行诊治。1 个月前自觉右侧胸痛，疼痛剧烈，胸片示右侧胸腔积液。在外院抗感染治疗 3 天，复查胸片示右侧胸腔积液较前增多，来我院呼吸内科治疗，穿刺抽胸水并升级抗生素。患者体温正常，胸痛减轻，复查 CT 见包裹性胸腔积液，B 超提示胸水分隔，穿刺困难，为手术治疗于 2016 年 12 月 16 日收入胸外科。患者目前食欲、睡眠可，体重较 2 个月前下降 6kg，二便正常。既往 4 年前患胃溃疡，已治愈，41 年前患急性黄疸型肝炎，已治愈。吸烟 40 年，20 支/日，父亲患肝癌去世。

　　体格检查： 神清状可，双侧锁骨上淋巴结未及肿大，胸廓对称，右侧呼吸音及语颤明显减弱，双肺未闻及干湿性啰音。

辅助检查：胸部 CT（2016 年 12 月 16 日）：右侧胸腔体积略小，右侧胸腔内见液体密度影，CT 值约为 23HU，胸膜增厚，肺组织膨胀不全（图 30、图 31）；胸水涂片：见大量中性粒细胞；胸水培养：未见细菌生长；血白蛋白（ALB）26.9g/L（参考范围 40～55g/L）；WBC 5.8×10^9/L［参考范围（3.5～9.5）$\times 10^9$/L］；GR 76.3%（参考范围 40%～70%）；HGB 109g/L（参考范围 130～175g/L）；PLT 427×10^9/L［参考范围（125～350）$\times 10^9$/L］；C 反应蛋白（CRP）20mg/L（参考范围 0～8mg/L）；胸水找结核菌（－）。

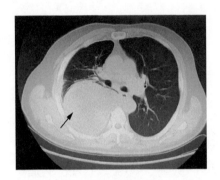

图 30　胸腔积液肺窗

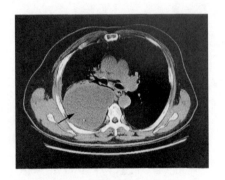

图 31　胸腔积液纵隔窗

诊断：右侧包裹性脓胸，低蛋白血症，轻度贫血。

治疗经过：于 2016 年 12 月 22 日全麻胸腔镜辅助下右侧脓胸病灶清除 + 部分胸膜剥脱术。术前 B 超定位。沿右侧第七肋间腋后线至肩胛下角线切开，发现肋间隙明显变窄，壁层胸膜明显增厚，延长切口，切除部分第七肋进入脓腔。脓腔内大量脓性纤维素堆积，吸出脓液 50ml。脏层胸膜表面附着纤维膜，肺膨胀不全，清除脓腔内纤维素，用大量生理盐水冲洗脓腔，并清除部分脏层胸膜表面的纤维膜。手术顺利，术后第 12 天将引流管开放，患者出院，逐步退出引流管，术后 30 天引流管完全撤出。复查病情稳定。

笔记

病例分析

本例患者为中年男性，2 个月前受凉后咳嗽、发热，提示呼吸道感染，未予重视，之后出现胸痛、胸腔积液。根据病史，积液为感染性，经穿刺抽液，胸水涂片见大量中性粒细胞，脓胸诊断成立。大部分脓胸源于肺部感染，急性脓胸的治疗原则为脓液引流和抗感染治疗，同时注意营养支持。脓液引流可分为 B 超下穿刺细管引流，胸腔闭式引流（粗管）和手术引流，对于渗出期的脓胸患者，脓液稀薄，可通过精准穿刺细管引流，对于脓液黏稠但胸腔无明显分隔的患者，可用胸腔闭式引流（粗管），对于纤维机化或分隔较多穿刺引流效果不佳的患者，应采用手术引流。手术的目的包括清除感染灶和促进患侧肺复张。要点包括分离胸腔内分隔和粘连带，清除脓液、脓块及坏死组织，剥除脏层、壁层和膈胸膜表面的脓苔沉积，以及增厚的纤维板，使被压缩的肺组织充分膨胀。根据传统经验，术后待引流液减少后，开放引流管并逐步撤出引流管，以免因清理不彻底导致脓胸复发。

病例点评

脓胸（empyema）是临床上常见的感染性疾病，可发生于任何年龄段，急性脓胸表现为全身乏力、发热、咳嗽、胸痛；慢性脓胸则表现为消瘦、低蛋白等营养消耗症状，肺膨胀受阻可有活动时胸闷、气短表现。脓液细菌培养和抗酸染色是必要的检查项目，因为结核性脓胸或混合感染并不少见。有学者提出：慢性脓胸最常见的病原体为肺炎克雷伯杆菌。根据脓液的性状可将脓胸分为 3 个时

笔记

期：渗出期（Ⅰ期），纤维脓液形成期（Ⅱ期）和纤维机化期（Ⅲ期）。本病例根据发病时间、包裹性积液和肋间隙变窄等特征，应属慢性脓胸，处于纤维脓液形成期，尚未形成纤维板。对于治疗效果不理想的部分Ⅰ期、Ⅱ期和部分较早Ⅲ期患者，建议通过手术清除感染灶，促进肺复张。传统的手术方式为剖胸，切除部分肋骨从而最大限度地清理感染灶和通畅引流，疗效确切。近年来胸腔镜的操作技术逐渐成熟，适应证不断拓宽，很多学者通过胸腔镜治疗急性和慢性脓胸，认为优于传统手术方式。个人认为，手术方式可根据术者的习惯和患者状况而定，不必拘泥，但手术的目的和操作原则是不变的。

参考文献

1. 刘勇世，辛涛，辛向兵. 胸腔镜手术治疗急性脓胸的疗效和安全性研究. 临床医学研究与实践，2017，2（25）：65 – 66.

2. 朱少平，王君钰，许凤琼，等. 胸腔镜纤维板剥脱术在慢性脓胸中的应用. 武汉大学学报（医学版），2017，38（1）：123 – 125.

（李　浩）

020　胸腺癌侵犯大血管一例

病历摘要

患者男性，63 岁，河北人。主诉：检查发现纵隔肿瘤 6 个月，胸闷、咳嗽、面部略肿胀 2 个月。患者 6 个月前体检发现纵隔肿瘤，当时无自觉症状，未行特殊治疗。2 个月前自觉胸闷、干咳、面部有发胀感。为进一步治疗于 2018 年 2 月 6 日来我院就诊。患者饮食、睡眠可，二便正常，体重较前无明显变化。既往体健。

体格检查： 神清状可，步态自如，胸廓对称，颈静脉扩张，双侧锁骨上未触及肿大淋巴结，听诊双肺呼吸音清，无干湿性啰音。

实验室及影像检查： 胸部 CT（2018 年 1 月 25 日）：前上纵隔软组织肿块，12.0cm×8.2cm×3.8cm，边缘分叶，后缘不清，包绕纵隔血管，密度均匀，平扫 42HU，增强 62HU，考虑为恶性肿瘤（图 32）；B 超引导下穿刺病理：B3 型胸腺瘤或胸腺癌；CEA 0.69ng/ml（参考值 0 ~ 5ng/ml），NSE 11.5ng/ml（参考值 0 ~ 18ng/ml），CYF 3.09ng/ml（参考值 0 ~ 3.3ng/ml），Pro – Grp 33.07pg/ml（参考值 0 ~ 70pg/ml）。

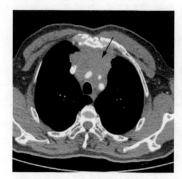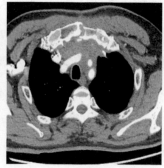

图 32　胸部 CT（左手术前，右手术后）

诊断： 前纵隔占位，恶性肿瘤侵犯大血管，上腔静脉综合征。

治疗： 术前使用泰索帝＋奈达铂化疗一周期。2018 年 3 月 14 日行开胸探查，纵隔肿瘤切除，左肺上叶部分切除术。术中见胸腺肿瘤无包膜，侵犯心包、纵隔胸膜、左肺上叶、无名静脉（伴腔内血栓）及上腔静脉、主动脉弓及头臂动脉分支。切除部分心包、双侧上部纵隔胸膜、无名静脉、左侧部分上叶及大部分肿瘤组织，主动脉弓及头臂动脉处肿瘤组织部分残留。术后使用相同方案化疗3周期。2018年7月接受放疗。目前一般情况好，术前症状改善。

术后病理：灰白碎块组织一堆（11cm×8cm×4cm），纵隔恶性肿瘤，结合免疫组化结果考虑为低分化癌；切除肺组织一块（5.5cm×2.5cm×1.5cm），其内见一肿物（3.0cm×2.0cm×0.6cm），恶性肿瘤，结合免疫组化考虑为低分化癌。

病例分析

本例患者为中老年男性，隐匿起病，数月后出现胸闷、咳嗽及面部肿胀，可以得到以下信息：恶性肿瘤可能，且肿瘤的恶性程度较高，病情进展快，肿瘤侵犯大血管引起上腔静脉堵塞。从影像看，胸腺恶性肿瘤可能最大，其他如恶性畸胎瘤、生殖源性肿瘤、淋巴瘤等亦不能完全排除。为确定治疗方案，取得病理诊断很重要，如果为淋巴瘤或其他对化疗敏感的肿瘤，治疗原则可能以非手术为主。该病例穿刺结果考虑为胸腺来源。且CT显示肿瘤广泛侵犯纵隔大血管，手术难度大。故术前化疗，希望能够缩小肿瘤，增加手术疗效。胸部其他恶性肿瘤，如肺癌、食管癌，新辅助化疗应用相对广泛，但从经验上看，胸腺恶性肿瘤往往化疗效果不佳，该病例化疗后肿瘤无明显变化，决定手术。术中见肿瘤外侵严重，切除部分心包、部分肺组织、左无名静脉，但主动脉弓及头臂动脉处肿瘤仍有部分残留，属于姑息手术。该病例 Masaoka 分期为Ⅲ期，属于中晚期恶性肿瘤，手术切除绝大部分肿瘤后，采取联合化疗放疗，短期内患者一般情况良好，复查肿瘤尚无进展，远期疗效待进一步随访。

病例点评

胸腺癌（thymic carcinoma）是一种原发于胸腺上皮的较少见且恶性程度高的肿瘤，其发病率远低于胸腺瘤，后者虽有浸润性行为，但无明显的细胞恶性特征。胸腺癌的病理类型主要有鳞状细胞癌（80%）、基底细胞癌、黏液表皮样癌、透明细胞癌、腺癌、乳头状癌等。大多数患者因肿瘤生长迅速引起压迫症状，故发现时少有早期患者。与胸腺瘤相比，胸腺癌较少伴有自身免疫性疾病，特别是重症肌无力非常少见，且易发生远处转移（35%~67%），而胸腺瘤胸腔外转移少见。治疗首选手术切除，根治性切除术后5年生存率68%，但胸腺癌具有高度浸润性，其根治切除率仅约35.2%，姑息性切除术后5年生存率36.9%。与预后相关的因素还包括肿瘤最大径、Masaoka分期和病理类型。有学者报道使用以珀类为基础的联合化疗及术后放疗能够降低肿瘤复发率，改善预后。

参考文献

1. 谷志涛，方文涛．胸腺癌的综合治疗进展．中华胸部外科电子杂志，2017，4（4）：263-265．

2. 徐凌，艾星浩，顾康生．71例胸腺癌的临床预后因素分析．安徽医科大学学报，2015，50（9）：1319-1322．

（李　浩）

笔记

021 手术治疗化脓性肋软骨炎一例

病历摘要

患者男性，86 岁，北京人。主诉：胆囊术后 9 月余，右侧肋弓处红肿、疼痛、渗液。患者 9 个多月前因胆囊炎在外院治疗，从右侧肋弓下方穿刺，之后剖腹胆囊切除。具体情况不详。术后感觉右侧肋弓处疼痛、红肿并有脓性渗液。在外院隔日换药，并理疗，效果不佳。9 个月来感觉疼痛加重，严重影响生活质量，为进一步治疗于 2018 年 5 月 17 日来我院胸外科就诊。患者目前食欲、睡眠较差，精神、体力一般，二便基本正常。既往有糖尿病 26 年，高血压 30 年。

体格检查：神清状可，略消瘦，胸廓对称，右侧肋弓处红肿，有压痛，并可见脓性渗液，有臭味。听诊双肺呼吸音清。

实验室及影像检查：血常规：WBC 12.78×10^9/L［参考值 $(3.5 \sim 9.5) \times 10^9$/L］，GR 66.4%（参考值 40% ~ 75%），PLT 357×10^9/L［参考值 $(125 \sim 350) \times 10^9$/L］，ALB 35.6g/L（参考值 40 ~ 55g/L）；分泌物培养：绿脓杆菌；胸部 CT（2018 年 5 月 22 日）：右侧第七至第九前肋肋软骨周围软组织肿胀，边界欠清，相邻皮肤增厚，局部缺损，皮下脂肪层模糊，邻近前腹壁受累（图 33）。

诊断：化脓性肋软骨炎，胆囊术后，糖尿病，高血压，低蛋白血症。

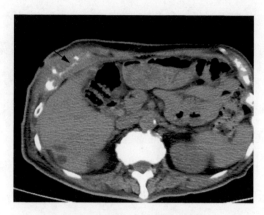

图 33　感染破坏的肋软骨

治疗方案：完善术前准备，于 2018 年 5 月 24 日全麻下行右侧部分肋骨、肋弓切除术。术中注意隔离感染部位，距离感染部位 2 ~ 3cm 处将第七至第十肋骨各切除约 2cm，切除肋弓约 1cm，将肋骨、肋软骨骨膜缝合于骨断端。术后换药注意避免切口感染。二期手术于 2018 年 6 月 14 日进行，做肋弓下切口，切除感染窦道，清除深部肋弓周围感染组织，切除右侧感染肋弓，减张缝合肌层、皮下组织和皮肤。术后间断换药，1 个月后完全愈合。

病理报告：骨组织内大量急慢性炎性细胞浸润，局灶肉芽组织形成伴纤维组织增生，示为炎性病变。

病例分析

本例患者为老年男性，胆囊穿刺及手术后肋软骨感染，迁延不愈，在外院频繁换药、清创、理疗，效果差，患者疼痛明显，长期服用止痛药物，且高龄、行动不便，隔日由家属带到距家数公里远的医院换药治疗，患者生活质量差，家属负担重。入院后脓液细菌培养提示为绿脓杆菌。化脓性肋软骨炎诊断明确，保守治疗效果差，患者及家属手术意愿强烈，故决定手术切除。笔者经验，此类病例一期手术切除感染肋软骨，术后感染容易复发，故采用分期手术。一期切除感染病灶周围的部分正常肋骨、肋软骨，使得感染病灶孤立，术中要注意隔离，避免污染，用骨膜包裹缝合肋骨肋软骨断面。术后换药，待切口愈合后，二期手术（本病例为一期术后 20 天）完整清除感染病灶，因清除范围较大，不仅包括肋软骨、肋弓、肌肉软组织，还包括部分感染坏死的皮肤，无法单纯缝合，并且为了方便引流，减张缝合切口，术后换药至完全愈合。另外，化脓性肋软骨炎患者多数为高龄，体质弱，免疫力差，多伴随糖尿病等疾病，本病例即为如此，故围手术期要特别注意控制伴随症，尤其是糖尿病等病症，避免并发症的发生，利于患者顺利康复。

病例点评

化脓性肋软骨炎（pyogenic costal cartilage inflammation）在 1940 年以前主要来源于结核病，之后报道多是手术并发症。如前正中切口、胸腹联合切口、乳腺癌手术、胸骨外伤等。近年来由于手术、消毒技术进步，以及抗生素升级，化脓性肋软骨炎发生率明显降低，其主要表现是经长时间换药不愈合，窦道形成，伴疼痛、局部红肿，细菌培养能够明确致病菌。该病例符合以上特点。此病应以预防为主，肋软骨因为血供差，易感染，感染后不易愈合，故行相关操作时，应严格无菌观念，尽量避免感染。手术治疗化脓性肋软骨炎有不同方法，大多数为一期清除感染灶，并使用带蒂大网膜转移覆盖创面或带蒂腹直肌瓣填充术后残腔。笔者经验，一期手术术后感染易复发，原因主要为感染病灶清除不彻底，导致肋骨肋软骨

笔记

断端再次感染。故本病例采用二期手术，未使用自体组织，手术效果满意，不失为一种有效的手术方案。

（李　浩）

022 多发肋骨骨折一例

📋 病历摘要

患者女性，61 岁，北京人。主诉：摔倒后 3 小时，左胸痛。患者 3 小时前不慎跌倒，伤及左胸及左肩，感觉胸痛、胸闷、左臂活动障碍，无咳嗽及痰中带血。于 2018 年 2 月 21 日来我院急诊。既往体健。

体格检查：神清状可，痛苦貌，步入诊室。心率 90 次/分，血压 140/90mmHg，呼吸 22 次/分，浅快。胸廓对称，左侧胸壁见皮下青紫，未见明显反常呼吸，局部压痛，骨擦感（＋），听诊双肺呼吸音对称，未闻及干湿性啰音。

实验室及影像学检查：WBC $14.29 \times 10^9/L$ [参考值 $(3.5 \sim 9.5) \times 10^9/L$]，GR 90.4%（参考值 40% ~ 75%），HGB 129g/L（参考值 130 ~ 175g/L），PLT $258 \times 10^9/L$ [参考值 $(125 \sim 135) \times 10^9/L$]；胸片（2018 年 2 月 21 日）：左侧第四到第八后肋骨折，其中第五和第六肋为多处骨折，未见明显液气胸（图 34）；胸片（2018 年 2 月 24 日）：左侧气胸，肺压缩约80%，较 2 月 21 日为新出现；胸部 CT（2018 年 2 月 24 日）：左侧气胸，肺压缩约 40%，

胸腔内可见引流管（图35）。

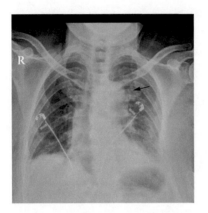
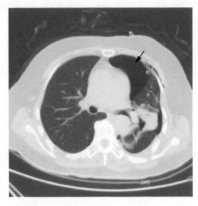

图34 胸片见肋骨骨折未见气胸 图35 CT见气胸

诊断： 闭合性胸外伤，左侧多发肋骨骨折（多根多处）。

治疗情况： 首先予以吸氧，心电监护，胸带外固定，抗生素预防感染，化痰止痛治疗。患者生命体征平稳，症状改善。2月24日（伤后第3天）自觉胸闷加重，血氧饱和度90%，听诊左侧呼吸音消失。急拍胸片见左侧气胸，肺压缩约80%，局麻下行胸腔闭式引流术。患者胸闷有所改善，但复查影像见患肺复张仍不满意。2月26日（伤后第5天）行纤维支气管镜检查，见气管支气管完整，支气管内大量浓痰，吸痰后症状好转，肺复张满意，拔除闭式引流后，于3月2日出院。

病例分析

本例患者为中老年女性，外伤后左侧多发肋骨骨折（多根多处），诊断明确。肋骨骨折典型的体征是肋骨的骨擦感，直接的症状是疼痛、气短，变换体位或咳嗽、深呼吸时症状加重。同时合并的问题可能有胸腔内出血、气胸、肺挫伤等。患者可能伴有贫血，严重时可致失血性休克；血氧饱和度下降；肺部湿啰音等症状和体征。多根、多处肋骨骨折情况更加严重，会导致反常呼吸，引起纵隔摆动，从而严重影响呼吸循环功能，这在外科学教材中有详细的讲述。另外，由于疼痛，患者咳嗽排痰受限，容易引起肺不张，肺部感染，这对于一部分患者，尤其是高龄、体弱者，很可能是致命的并发症。诊断时还需要有全局观念，多发肋骨骨折伤势重，所受暴力较为猛烈，应考虑到除胸部损伤以外，其余部位有无损伤，如肝、脾、肾等实性脏器，进行腹部 B 超或 CT 检查是必要的。在治疗过程中，首先应密切关注患者生命体征，该病例生命体征稳定，无贫血和缺氧表现，早期胸片未见液气胸，血红蛋白未见明显下降，仅白细胞有所升高。所以初期治疗原则为严密监护，吸氧，止痛化痰，预防感染，同时胸带固定，加压包扎胸壁，纠正反常呼吸，避免纵隔摆动。随着时间的推移，应注意外伤后期并发症，如气胸、出血。该病例受伤初期胸片虽未见气胸，但伤后第 3 天出现大量气胸，同时胸闷症状加重，血氧饱和度下降，说明气胸极有可能出现在受伤后期（比如 3 天以后），应予以注意。行胸腔闭式引流后，患肺仍复张不满意，应考虑到患者咳嗽受限，呼吸道分泌物阻塞引起的肺不张可能。故行支气管镜检查，排除支气管损伤，同时镜下吸痰，促使患肺复张，并鼓励患者咳嗽排痰。该病例未行手术治疗，经保守治疗，效果满意。

病例点评

肋骨骨折是胸外科常见病症，多根多处肋骨骨折（multiple fractures of multiple ribs）伤情较重，可能引起反常呼吸和纵隔摆动，从而严重影响呼吸和循环功能，甚至导致生命危险。有学者提出多根、多处肋骨骨折的治疗重点是手术内固定与急性呼吸窘迫综合征（ARDS）的防治，内固定的方法亦多种多样，有肋骨板固定、肋骨骨髓腔内固定，以及经胸腔镜固定等等。笔者认为，闭合性胸外伤，如无进行性血胸、气管支气管损伤等急诊剖胸探查指征，可首先考虑保守治疗。肋骨不同于四肢骨，不必要解剖复位，至于反常呼吸，可通过胸壁加压包扎处理。ARDS 的发生不仅仅缘于反常呼吸，创伤性湿肺也是重要原因，而后者则非手术能够治愈。如病情危重，生命体征不稳定，全麻手术的风险也不可低估。当然，对于生命体征稳定、肋骨移位明显的病例，则可以考虑手术固定，从而加速康复，减少并发症。多根、多处肋骨骨折的病情会有变化，有时早期病情稳定，2～3 天后出现气胸、出血、肺不张等并发症，所以在治疗过程中应予以注意。

（李 浩）

023 纵隔淋巴瘤一例

病历摘要

患者男性，22 岁，北京人。主诉：胸背部疼痛 1 个月。患者 1 个月前呼吸时自觉左侧胸背部疼痛，吸气时明显，牵扯样疼痛，无刺激性咳嗽及头面部肿胀。在外院拍胸片提示左侧肺门投影区阴影，胸部 CT 发现前纵隔占位。为进一步治疗于 2015 年 10 月 25 日来我院就诊。患者食欲、睡眠可，二便正常。既往体健，无吸烟史，无家族史。

体格检查：神清状可，双侧锁骨上未触及肿大淋巴结，胸廓对称，双肺叩诊呈清音，听诊双肺呼吸音对称，未闻及干湿性啰音。

辅助检查：胸部 CT（2015 年 10 月 27 日）：前纵隔不规则团块影，最大截面 8.1cm×7.2cm，密度欠均匀，平扫 11～54HU，强化 17～70HU，胸腺瘤可能（图 36）；符合线路扫描 SPECT（2018 年 10 月 29 日）：前上纵隔葡萄糖代谢异常，恶性病变伴中央坏死。

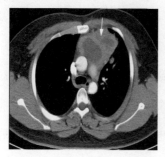
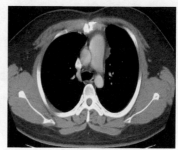

图 36　胸部 CT

（左：术前影像：前纵隔占位；右：术后影像：肿物已切除）

术前诊断：前纵隔肿物（胸腺瘤？畸胎瘤？）。

手术经过：2015 年 11 月 3 日经前正中切口行胸腺扩大切除，左肺上叶部分切除术。术中见胸腺左叶肿瘤 9.0cm×8.0cm×3.5cm，侵犯左侧纵隔胸膜及左肺上叶舌段肺组织，左侧膈神经受侵。完整切除肿瘤并切除胸腺及前纵隔脂肪组织、左侧胸膜、左侧部分肺组织。肿瘤包膜不完整，剖面囊实性，囊内有淡黄色浑浊液体，实性部分切面为黄白色鱼肉样。

病理报告：经典型霍奇金淋巴瘤 - 结节硬化型。

📑 病例分析

患者青年男性，因胸背部疼痛就诊发现前纵隔占位。根据影像

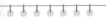

表现，首先考虑胸腺瘤或畸胎瘤。根据肿瘤的形态特征，以及同位素检查，应为恶性肿瘤。因患者无刺激性咳嗽及头面部肿胀，故认为肿瘤尚未严重侵犯支气管及上腔静脉。鉴别诊断应考虑到淋巴瘤、生殖源性肿瘤等，应检查绒毛膜促性腺激素（HCG）和甲胎蛋白（AFP），以及经皮穿刺明确病理诊断。该病例术前检查不够完善，未行相关血液方面检查，亦未行穿刺检查。其原因，一方面主观上先入为主，局限在胸腺瘤或畸胎瘤的诊断；另一方面认为手术能够完整切除，而穿刺所获得的组织较少，往往不能明确诊断，反而给患者带来额外损伤。至于手术方式，近年来微创手术广泛开展，胸腔镜手术已能够用于多数纵隔肿瘤的切除和活检。该病例根据术前检查，首先认为能够完整切除，无需行活检；二是肿瘤体积大，极有可能侵犯部分肺组织或其他脏器，为手术安全及彻底切除起见，采用传统的前正中切口。术中发现肿瘤侵犯左肺上叶部分肺组织，以及左侧膈神经。手术过程顺利，完整切除肿瘤。术后病理诊断为霍奇金淋巴瘤，分期为Ⅱ期。淋巴瘤为血液科疾病，传统治疗方案为全身化疗，部分患者预后良好。但对于某些部位的淋巴瘤，包括胸腺淋巴瘤，手术根治性切除亦不失为一种有效的治疗手段。该病例术后接受辅助化疗，随访3年，病情稳定。

⊕ 病例点评

　　纵隔恶性肿瘤中，胸腺瘤最为常见，其次为胸腺癌、淋巴瘤，其他包括间叶恶性肿瘤、生殖细胞恶性肿瘤、神经源性恶性肿瘤等。原发性胸腺淋巴瘤（primary tymic lymphoma，PTL）最常见为胸腺霍奇金淋巴瘤的结节硬化型和非霍奇金淋巴瘤中的弥漫大B细胞淋巴瘤。淋巴瘤的治疗方法以化疗和放疗为主，外科手术的作用意见不一。传统认为，外科手术的目的主要是明确诊断，因为穿刺活检获得的组织少，往往诊断不清，手术活检能够取到足够的组织帮助诊断，从而避免不必要的手术损伤，多数可采用纵隔镜或胸腔镜等微创方式。然而，外科手术在其他一些部位淋巴瘤的综合治疗中的地位已经得到肯定，如原发胃恶性淋巴瘤、原发乳腺恶性淋巴瘤等。目前，越来越多的研究数据表明，根治性手术切除是原发性胸腺淋巴瘤的重要治疗手段，术后辅助化疗和放疗能够显著提高患者生存率。本病例行根治切除术后，接受化疗，目前以逾 3 年，病情稳定，远期疗效有待进一步观察。当然，对于临床工作中遇到的纵隔恶性肿瘤，由于其诊断的可能性较多，术前诊断不能局限于主观经验，应多方考虑，完善必要检查，全面分析可能的鉴别诊断，从而制定最合理的治疗方法，使患者得到最大获益。

参考文献

苏鹏飞. 放化疗联合手术治疗原发性胸腺淋巴瘤的临床效果研究. 中国实验血液学杂志，2015，23（1）：123 - 126.

（李　浩）

024. 月经性气胸一例

病历摘要

患者女性，39 岁，江苏人。主诉：间断活动后喘憋 6 年，此次发作 5 天。患者 6 年前间断出现活动后喘憋，无法平卧，无咳痰、

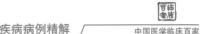

咯血，无恶心、呕吐，休息后缓解。在当地医院诊断为自发性气胸，行胸腔镜下胸腔探查，胸膜腔固定术。手术后好转。之后症状反复发作约 10 次，均与月经周期相关，行胸腔穿刺或胸腔闭式引流治疗。5 天前再次出现活动后喘憋，不能平卧，于 2017 年 11 月 28 日来我院就诊。患者食欲、睡眠可，二便正常。既往体健，无特殊家族史。

体格检查：神清状可，胸廓对称，右侧胸壁可见手术瘢痕，双侧呼吸运动一致，右侧语颤及呼吸音减弱，双肺未闻及干湿性啰音。

辅助检查：胸部 CT（2017 年 11 月 27 日）：右侧胸腔内可见大量气体，右肺中下叶部分肺不张，右下叶为著（图 37）。

诊断：右侧自发性气胸，月经性气胸。

治疗情况：2017 年 11 月 30 日胸腔镜下行胸腔粘连松解，胸膜活检，胸膜固定术。术中见胸顶及上半部胸腔广泛致密粘连，分离粘连后探查，未发现肺大泡，膈肌表面见散在暗红色小结节，直径 0.2 ~ 0.5cm，用活检钳取病理。用榄香烯乳注射液浸泡胸腔，并用纱布擦拭壁层胸膜至表面毛糙充血。术后恢复好，复查胸片见肺复张好（图 38）。出院后回当地医院妇科继续治疗。随访无气胸复发。

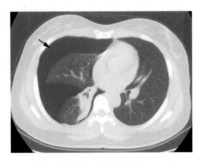

图 37　右侧气胸

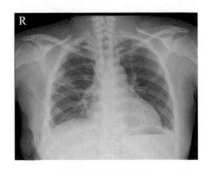

图 38　术后胸片

病理报告：（胸膜病变送检组织2块）肌肉及纤维组织内见少量梭形细胞，结合免疫组化及病史，符合胸腔子宫内膜异位症改变。

病例分析

患者中年女性，因月经期反复发作气胸入院（既往曾行胸腔镜手术治疗气胸）。术前诊断为"月经性气胸"，该病较为少见，其发生可能与子宫内膜异位症或膈肌穿孔有关。既往虽行胸腔镜下胸膜固定术，但病因未能解除，月经期再次胸膜破损，其时胸膜腔粘连尚未牢固，导致气胸反复发作，常年不愈。经科内讨论后，决定再次手术，目的一是明确气胸原因，如为子宫内膜异位症则予以切除或活检明确，如为膈肌穿孔则行修补。二是再次胸膜固定，此次使用榄香烯乳注射液浸泡及擦拭，加强固定效果。因患者既往有手术史且气胸反复发作，术中发现胸顶及上半部胸腔广泛致密粘连，分离粘连后探查，未发现膈肌穿孔，但见膈肌表面散在暗红色小结节，经手术活检病理诊断为子宫内膜异位症。同时予以胸膜固定，笔者经验，榄香烯乳注射液用于胸膜粘连效果确切，术中使用能够在麻醉条件下减轻胸膜反应引发的疼痛不适。手术过程顺利并达到诊断目的。诊断明确后，继续针对子宫内膜异位症进行妇科治疗，同时推迟月经数月后，胸膜固定已经牢固，气胸疗效确切。需要指出的是，手术在诊断和局部治疗方面是有效的，而对于子宫内膜异位症，妇科药物治疗不可缺少。

病例点评

月经性气胸（catamenial pneumothorax，CPTX）是育龄期女性

经期反复发作的自发性气胸，临床较少见，占女性自发性气胸的 1.5%~2.5%，平均年龄 35 岁，常发生在月经来潮 24~72 小时，右侧多见，本病例即符合此特点。CPTX 是胸腔内子宫内膜异位症常见的形式，此外还有月经性血气胸、月经性咯血等。约 1/3 的 CPTX 伴有盆腔子宫内膜异位症，而在盆腔子宫内膜异位症的治疗中也发现很多伴有膈肌种植，多在右侧，本病例即发现右侧膈肌异位的子宫内膜呈暗红色小结节状分布。有学者报道，CPTX 术中发现右肺表面散在黄褐色结节及大量纤维素样沉积物，切除异常结节病变，病理提示符合子宫内膜异位症。可见，膈肌和脏层胸膜种植是子宫内膜异位症的胸腔内常见表现。手术治疗是 CPTX 重要的治疗手段，手术方式包括肺大泡切除、胸膜固定、膈肌修补，以及切除脏层胸膜可疑结节。手术时机最好选择月经期，此时最易发现病灶，而月经过后胸内子宫内膜被纤维组织代替，术中不易鉴别。术后激素治疗颇为重要，可以阻断卵巢来源的激素对胸内异位内膜的作用，阻止异位内膜再种植。同时能够争取时间，使得手术胸膜固定的效果更加满意，有效防止气胸复发。另外，妇科手术和中药也可以作为治疗选择。

参考文献

1. 马永宏，石翠梅．月经性气胸的外科治疗体会．继续医学教育，2017（10）.

2. 李书清，羡海英，李冰，等，月经性气胸一例及文献复习．重庆医学，2017，46（7）：1006-1007.

（李　浩）

多原发肿瘤

025　肺癌合并淋巴瘤一例

病历摘要

患者男性，62 岁。2 年前无明显诱因出现喘憋，夜间加重，未重视。2 个月前症状加重，伴胸痛，放射至后肩部，并于 2 周前出现痰中带血块、浑身乏力，至我院就诊，胸部 CT 示右肺上叶尖段肿块，考虑恶性肿瘤可能大，为进一步治疗收入我科。自发病以来，饮食睡眠良好，二便正常，体重较前减轻 7kg。吸烟 40 余年，每日 1 包，饮酒 40 余年，每日 2 两。3 年前行前列腺电切术，2 年前行鼻息肉切除术。

体格检查： 双侧锁骨上可触及肿大淋巴结，右侧 1.7cm × 0.6cm，左侧 1.1cm×0.6cm，活动度尚可，无压痛。胸廓对称，双侧触觉语颤正常，无胸膜摩擦感。双肺叩诊清音，右上肺可闻及湿啰音，未闻及胸膜摩擦音。

辅助检查： 胸部 CT（2018 年 7 月 28 日）：右肺上叶尖段占位，4.5cm×4.8cm×4.6cm，边界清晰，有细毛刺（图 39）；全身 PET - CT（2018 年 7 月 30 日）：1. 双侧颈部、双侧锁骨上区、双侧腋窝、左侧肩胛区浅筋膜间隙、纵隔、双肺门、双侧内乳区、双侧膈上、脊柱旁、贲门周围、胃小弯侧、肝门、胰周、腹主动脉旁及肠系膜、双侧髂血管周围及双侧腹股沟多发大小不等淋巴结，FDG 代谢增高，考虑恶性病变——淋巴瘤可能性大；2. 右肺上叶后段肿块，SUV 8.5/5.5，考虑恶性病变（淋巴瘤累及？原发肺癌？），右肺上叶后段肿块周围斑片影，炎性可能；血肿瘤标志物阴性。

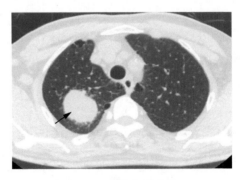

图 39　右肺上叶占位

诊断： 右肺上叶占位（肺癌？），多发淋巴结肿大（淋巴瘤？转移癌？），鼻息肉切除术后，前列腺电切术后。

治疗情况： 于 2016 年 8 月 17 日全麻下行开胸探查 + 右肺上叶

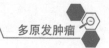

切除术＋纵隔淋巴结清扫术。手术过程顺利，术后胸腔引流每日约1000ml，为淡黄色清亮液体，连续3日。禁食1周，同时静脉营养。胸水量明显减少，拔除引流管。术后辅助化疗4周期，之后到血液内科继续治疗淋巴瘤，远期预后仍在观察中。

病理结果：颈部淋巴结穿刺活检：低级别滤泡性淋巴瘤（1级）。右肺上叶组织：（切面见一肿物，5.0cm×4.0cm×4.5cm，质糙脆）肺组织内腺癌（腺泡为主型）浸润，癌瘤侵透胸膜，第4组、第7组、第9组、第10组淋巴结均未发现转移。

病例分析

本例患者为老年男性，因喘憋、痰中带血，检查发现右肺上叶占位，影像学见实性病灶，体积较大，边界清晰，边缘细毛刺，考虑肺恶性肿瘤可能性大，全身PET-CT检查见右肺上叶病灶代谢升高，同时颈部及全身多发肿大淋巴结并代谢增高。此时诊断有以下几种可能性：一是肺恶性肿瘤伴颈部及全身多发淋巴结转移，肿瘤体积大，已超过 T_1 期范围，淋巴结转移确有可能，但肺肿瘤多见肺门、纵隔、锁骨上淋巴结转移，而腹腔、盆腔、腹股沟全身多处淋巴结转移却不常见；二是淋巴瘤，肺内病灶同样为淋巴瘤；三是肺原发恶性肿瘤合并淋巴瘤。三种情况的治疗原则迥异，故首先应明确诊断。首选浅表淋巴结穿刺活检，颈部淋巴结病理为低级别滤泡性淋巴瘤（1级）。可以排除第一种可能性，接下来要分析此类淋巴瘤的性质。血液内科会诊后认为低级别滤泡性淋巴瘤病情进展缓慢，侵犯脏器的可能性小，预后好，故认为第三种诊断的可能性最大，需手术切除明确。与家属交代病情后手术切除，病理证实为肺原发癌。术后引流量较多，考虑为术中纵隔淋巴结清扫时损伤

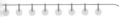

淋巴管，同时由于淋巴瘤的缘故，淋巴管渗透性增高，较正常时更易漏出淋巴液。治疗原则同乳糜胸，主要以禁食及营养支持为主。本病例肺癌分期属于Ⅱa期，术后化疗4周期。淋巴瘤由血液内科随访治疗。目前术后2年余，病情稳定。

病例点评

多原发恶性肿瘤（multiple primary carcinoma，MPC），指同一患者同时或先后发生2种及2种以上的原发性恶性肿瘤。目前诊断标准多采用Warren和Gates提出的诊断标准，根据诊断的间隔时间，≤6个月称为同时性MPC，>6个月称为异时性MPC。以二重多见，三重及以上较少，主要发生在组织类型相似的器官，多见于上呼吸道、上消化道、泌尿生殖系统、成对器官，异时性较同时性多见。MPC的诊断依赖于病理学检查，同时性MPC的诊断更需多受累部位病理送检，恶性淋巴瘤合并实体瘤的MPC与其他类型相比，诊断更为困难。当先证癌明确诊断时，受累淋巴结可能多会考虑为转移，造成一定程度的误诊，从而影响治疗方案的选择及疗效评估。治疗原则与原发性肺癌和淋巴瘤治疗一致，应根据肺癌和淋巴瘤的类型和分期制订个体化治疗方案。

参考文献

孙俊杰，李双庆．多原发癌病因及发病机制的探索．中国全科医学，2017，20（9）：1136－1141.

（刘春全）

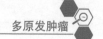

026 食管胃连接部腺癌合并肺腺癌一例

病历摘要

患者女性，70 岁。主诉：进食后上腹胀痛 2 个月。患者 2 个月前进食时感吞咽困难，进食后出上腹部疼痛，为隐痛，无恶心、呕吐，无反酸，无胸闷、憋气，无心慌、气短，无头晕、头痛，无寒战、发热。2017 年 9 月 25 日就诊于我院消化内科，胃镜提示：贲门占位性病变（癌可能性大）。胃镜病理报告提示：中分化管状腺癌，部分侵至食管下段。患者自发病以来，食欲可，神志清，精神可，睡眠可，二便未见明显异常，自发病来体重无明显变化。高血压病史 10 年，自服药物治疗，血压控制可。

体格检查： 双侧锁骨上未触及肿大淋巴结。胸廓外形无畸形，无异常隆起及包块，未见胸壁静脉曲张，肋间隙无异常增宽或狭窄。胸壁皮肤有弹性，未触及皮下气肿及捻发感，胸骨无压痛；双肺呼吸动度一致，触觉语颤双侧对称，无增强无减弱。未触及胸膜摩擦感。肺叩诊呈清音。双肺呼吸音清，未闻及异常呼吸音及干湿性啰音。腹部未及明显肿块，无明显压痛及反跳痛。

实验室及影像学检查：

（1）胸部平扫 + 增强（2017 年 10 月 17 日，首都医科大学附属北京友谊医院）：左肺上叶尖后段见一形态不规则混杂密度灶，大小约 2.4cm × 1.1cm，边缘可见分叶、部分边缘毛糙，周围见长条索与周围胸膜粘连，平扫 CT 值约 61HU，增强后病灶明显强化，CT 值约 120HU，病变性质待定（图 40 – A、图 40 – B）；贲门管壁稍厚，请结合胃镜检查进一步明确（图 40 – C）。

（2）上消化道造影（2017 年 9 月 27 日，首都医科大学附属北京友谊医院）：食管憩室，胃底贲门部局部黏膜皱襞粗乱并可疑充盈缺损，性质待定（图 40 – F）。

（3）胃镜（2017 年 9 月 27 日，首都医科大学附属北京友谊医院）：食管下段贲门处可见菜花状隆起，结节状，肿物凹凸不平，触之易出血（图 40 – D、图 40 – E）。

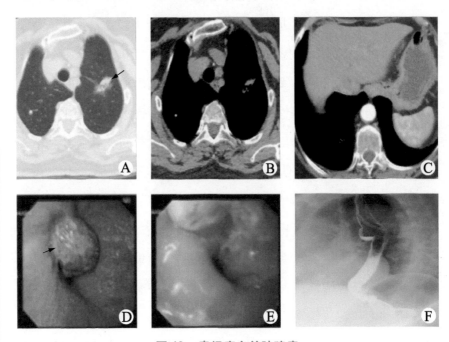

图 40　贲门癌合并肺腺癌

（4）肺功能（2017 年 9 月 27 日，首都医科大学附属北京友谊医院）：第一秒用力呼气容积（FEV_1）1.09L，占预计值 54.2%。

（5）病理（2017 年 11 月 1 日，首都医科大学附属北京友谊医院）：右肺上叶肿物：右肺中 – 高分化腺癌，癌瘤未侵及脏层胸膜，脉管内未见明确癌栓。切除食管下段及部分胃，距食管断端 2cm 到胃断端 4cm 处见一隆起型肿物，大小 2.5cm×2.0cm×1.0cm。诊断：贲门中分化管状腺癌，癌瘤侵至深肌层未达外膜。食管残端未见癌。胃周围淋巴结 10 枚，内未见癌转移。

诊断：食管胃连接部腺癌（贲门腺癌），左肺上叶腺癌，高血压。

治疗方案：手术治疗，行左侧开胸贲门癌切除＋食管－胃弓下吻合术＋左肺部分切除术，术后患者因肺部感染导致呼吸功能衰竭，行呼吸机辅助呼吸治疗后好转。

🔬 病例分析

本例为食管胃连接部恶性肿瘤合并单发肺部结节。很多食管恶性肿瘤及食管胃连接部恶性肿瘤的患者，术前常规行胸部 CT 检查时可发现肺部结节，如何在术前准确判断肺部结节的性质，做出正确的食管肿瘤分期，是制定合理治疗方案的关键。一般而言，双肺多发肺部结节并伴有多处器官转移或多处淋巴结肿大的患者，多考虑为食管肿瘤的多发转移，但合并单发结节的患者，结节的性质判断较为困难。尽管多种无创和有创的检查手段，一定程度上能够帮助明确肺部结节的病变性质，但准确判断肺部结节是良性病变还是原发肿瘤仍较为困难，尤其在鉴别单发肺部结节是原发肿瘤还是继发肿瘤方面。而肺部结节的是否是消化道肿瘤的远处转移又决定了整个治疗方案的制定。因此消化道肿瘤合并单发肺部结节的患者，术前应尽可能明确肺部结节的性质。对术前确实无法准确判断肺部结节病变性质的患者，制定手术方案时应综合考虑肺部结节和消化道肿瘤情况，制定合理的手术方案，争取一期手术明确病变性质并行根治性治疗。本例患者手术采用了食管癌手术和肺部结节手术一期同时完成的术式，术后因肺部感染并发呼吸功能衰竭，经呼吸机辅助呼吸治疗后好转。对于这类合并肺部结节的消化道肿瘤患者，围手术期处理应兼顾肺部手术和消化道肿瘤手术两方面情况，应认识到这类患者术后并发症发生的概率相较于单纯肺部结节手术患者或食管癌患者会有所增高，而且发生并发症后的严重程度也较上述单纯肺部手术或上消化道手术患者会有所增高，因此这类患者应有充分的围手术期准备，提高患者心肺功能的储备，术后密切观察病情，及时发现相关并发症并正确处理。

🔲 病例点评

上消化道肿瘤患者合并肺部结节的病例在临床较为多见，肺部结节可分为单发结节和多发结节。多发的肺部结节常见为消化道肿瘤的多发转移，单发肺部结节则应考虑肺部良性病变、肺部原发肿瘤和肺部转移性肿瘤等多种疾病。多原发癌是指同一患者同时或先后发生 2 个或 2 个以上原发恶性肿瘤，可以发生在同一器官，也可发生在不同器官，治疗方式需根据肿瘤的类型、位置而定。食管、肺双原发癌少见，同期手术切除是首选治疗方案，但因肿瘤涉及呼吸系统和消化系统，患者良好的身心状态对同期手术的顺利完成和术后恢复至关重要，对肺功能差、同期手术风险大的患者，术前辅助治疗改善肺功能可以提高同期手术的安全性，减少并发症的发生。

参考文献

蒋好，卢春来，袁云峰，等. 双原发食管癌肺癌同期手术切除的疗效及安全性分析. 中国临床医学，2017，24（2）：269 - 271.

（宋　帅）

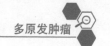

027 双侧多原发肺癌一例

病历摘要

患者，女性，66岁，北京人。主诉：体检发现双肺病变1月余。患者1个月前体检胸部CT示双肺病变，无咳嗽、咳痰、喘憋症状，无低热、盗汗、乏力。为进一步诊治于2018年3月5日来我院就诊。患者食欲、睡眠可，二便正常。

既往有高血压病史10年，服用培哚普利血压控制稳定，子宫肌瘤行子宫切除术后10年，无吸烟史，无家族史。

体格检查：神清状可，双侧锁骨上淋巴结未及肿大，胸廓对称，双肺呼吸音清。

辅助检查：CEA 2.11ng/ml（参考值0~5ng/ml），NSE 21.84ng/ml（参考值0~18ng/ml），CYF211 2.43ng/ml（参考值0~3.3ng/ml），Pro-Grp 21.98pg/ml（参考值0~70pg/ml）；胸部CT（2018年2月7日）：左肺下叶外基底段不规则厚壁空洞影，周边分叶，部分边缘有毛刺，4.6cm×3.1cm，欠光滑，薄厚不均（图43），左肺下叶背段亚实性结节直径1.6cm（图42），右肺上叶尖段实性结节直径0.8cm（图41）；PET-CT（2018年2月7日）：左肺下叶外基底段厚壁空洞，SUV 5.4/3.2，左肺下叶背段磨玻璃密度病灶，SUV 1.6/1.2，右肺上叶结节未见SUV摄取；肺功能正常，FEV_1 1.38L，占预测值72.6%，每分钟最大通气量（MVV）：38.9L/min，占预测值56.2%，肺活量（VC）2.27L，占预测值95%。

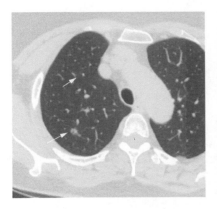

图 41　右肺上叶结节

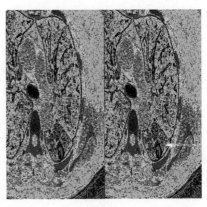

图 42　左肺下叶背段磨玻璃密度病灶

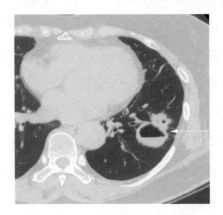

图 43　左肺下叶外基底段不规则厚壁空洞影

诊断：右肺上叶结节，左肺下叶背段磨玻璃样结节，左肺下叶基底段空洞样病变，高血压，子宫术后。

治疗方案：于 2018 年 3 月 8 日行胸腔镜右肺上叶部分切除术，2018 年 5 月 8 日胸腔镜左肺下叶切除＋淋巴结清扫术。

病理结果：右肺上叶肺腺癌，直径 0.8cm，腺泡为主型，*EGFR* 未见突变；左肺下叶背段中 – 高分化浸润型腺癌，1.5cm×0.6cm×0.6cm，附壁生长型为主，*EGFR* 第 19 外显子突变；基底段浸润性腺癌，4.5cm×3.5cm×2.0cm，可见较多黏液，*EGFR* 第 21 外显子突变，脉管内未见癌栓，支气管周围淋巴结 1/5 转移，第 7 组、第 11 组、第 10 组淋巴结未见转移。

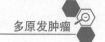

病例分析

本例患者为老年女性，检查发现双肺多发病变，经 PET – CT 排除肺外转移，且患者心肺功能正常。如何治疗，主要看肺内病变是良性还是恶性可能性大，是各自独立的原发病变，还是相关转移而来。从影像来看，左肺 2 枚病变恶性可能性大，右肺病变虽然体积小，也不能排除恶性可能，而从形态看，3 枚病变分别为空洞样、磨玻璃样和实性病变，故认为多原发病变可能，可以考虑手术切除。先局部切除右肺病变的目的是为保留右肺相对完整的肺功能，为行二期左肺下叶切除做准备，且右肺上叶病灶体积较小，局部切除基本能够达到根治目的。该病例按照计划顺利完成两期手术，术后病理，以及基因检测结果支持 3 枚病灶均为原发。术后予以 4 周期辅助化疗，目前病情稳定，远期预后仍在观察中。

病例点评

随着 CT 检查的普及，发现肺部早期病变，以及多发病变越来越多。多原发肺癌（multiple primary lung cancer，MPLC）指在同一患者肺内同时或先后发生 2 个或 2 个以上原发恶性肿瘤。以诊断时间间隔 6 个月为界，分为同时性 MPLC（synchronous MPLC，sMPLC）和异时性 MPLC（metachronous MPLC，mMPLC）。本病例为同时性 MPLC。MPLC 腺癌多见，对于病理类型相同的 MPLC，需要与肺内转移瘤相鉴别。本例从影像特征看，3 枚病灶各异，术后分子生物学检测各不相同，从而明确诊断。故而，有时最终需要依靠分子生物学诊断。治疗以手术为主，多采用分期手术，先切除对预后影响较大，分期较晚的病变，两次手术相隔 1 个月为宜。本病例因右肺病灶较小，局部切除即可，而左侧需行下叶切除，为保留相对完整的肺功能，保证二期手术安全，先行右侧手术。患者一期手术后出现肺动脉栓塞，使用抗凝治疗，故二期手术有所拖延。从预后看，MPLC 3 年生存率、5 年生存率分别为 82.1%、77.3%，另有学者报道 2 年生存率、5 年生存率为 87.8%、30%~50%，病理类型相同的 MPLC 较不同病理类型的预后好。MPLC 总体预后明显好于肺内转移瘤，且对于临床属于 I 期的 MPLC 采取局限性切除，并不影响 5 年生存率，sMPLC 预后优于 mMPLC。

参考文献

1. 郭海法，申屠阳. 多原发肺癌的诊断和处理策略新进展. 中国肺癌杂志，2016，19（5）.

2. 李营，金波，施建新，等. 41 例可手术多原发肺癌临床分析. 中国癌症杂志，2014，24（9）：700－706.

（李　浩）

028　食管黏液表皮样癌合并悬雍垂鳞癌及下咽鳞癌一例

病历摘要

　　患者男性，52 岁，北京人。主诉：进行性吞咽困难 2 月余。患者 2 个月前无明显诱因出现吞咽困难，症状逐渐加重，目前仅能进少量流食。无胸背部疼痛，无呕血、黑便。体重下降 5kg。于 2016 年 6 月 28 日来我院就诊。既往体健。

体格检查：神清状可，消瘦，双侧锁骨上未及肿大淋巴结，胸廓对称，双侧呼吸运动一致，听诊双肺呼吸音清，未闻及干湿性啰音。

实验室及影像学检查：胸部 CT（2016 年 6 月 29 日）：双肺纹理清，食管中下段见管壁明显增厚，食管与降主动脉之间尚有间隙（图 44）；食管镜检查（2018 年 6 月 30 日）：食管上段黏膜光滑，距门齿 32cm 处见食管管腔向心性狭窄，内镜不能通过，可观察视野内食管黏膜基本完整，未见明显菜花样肿物；活检病理：粟粒大黏膜组织数块，可见癌细胞浸润；喉镜检查（2016 年 7 月 5 日）：悬雍垂处可见 2.0cm×0.5cm×0.5cm 肿物，基底宽，表面欠光滑，左侧喉腔见 4.0cm×2.0cm 肿物。

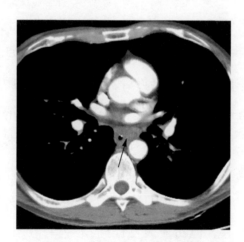

图 44　食管中下段管腔增厚

诊断：食管中下段癌，悬雍垂恶性肿瘤，下咽癌。

治疗情况：首先留置胃管，鼻饲，维持营养。2016 年 7 月 14 日在耳鼻喉科全麻下行悬雍垂及下咽部肿瘤切除术。2016 年 7 月 28 日在胸外科全麻下行食管、胃部分切除，食管胃主动脉弓上吻合术。术后纵隔放疗 1 周期。下咽癌术后复发，于 2016 年 9 月 27 日再次在耳鼻喉科全麻下行下咽癌切除术。

病理报告： 食管高级别黏液表皮样癌，4cm×3cm×1cm，侵透肌层至食管外膜内，食管旁淋巴结、下纵隔、中纵隔、胃左动脉旁、贲门旁淋巴结均未见癌转移；悬雍垂高分化鳞状细胞癌，1.8cm×1.0cm×0.8cm，部分浸润黏膜固有层；下咽部鳞状上皮黏膜组织及纤维组织内中分化鳞状细胞癌浸润，直径4.5cm。

病例分析

本例患者为中年男性，因进行性吞咽困难就诊，根据症状及影像特点，诊断首先考虑为食管恶性肿瘤。经食管镜检查，活检"可见癌细胞浸润"，食管癌诊断明确，但内镜下见食管黏膜基本完整，有别于常见的食管鳞癌。患者无胸背部疼痛，提示肿瘤外侵不重，CT见食管肿瘤与主动脉间隙尚可，有手术指征。同时发现悬雍垂及下咽部肿瘤，请耳鼻喉科会诊后，认为均为恶性肿瘤，治疗原则以手术切除为首选。因悬雍垂及下咽部肿瘤影响麻醉插管，故先行耳鼻喉科手术。患者进食困难，仅能进少量流食，营养状况差，体重下降明显，故术前先鼻饲维持营养。待营养状况改善后，按既定方案进行手术。本病例食管癌体积较大，侵犯食管外膜，虽然送检淋巴结未发现转移，但黏液表皮样癌预后差，1年生存率大约为2/3，故术后行放疗以期改善预后。下咽癌术后复发，再次手术。至今术后2年余，病情稳定，长期疗效待进一步观察。

病例点评

黏液表皮样癌（mucoepidermoid carcinoma，MEC）常发生于涎

腺、泪腺、支气管等部位，发生于食管少见，食管 MEC 仅占食管癌0.05%~2.20%，60 岁左右易发，食管黏膜下层有黏液腺，此肿瘤发生于食管固有腺体，最常发生于食管中下段。胃镜检查由于取材有限，常误诊，本病例内镜下见食管黏膜基本正常。治疗以手术为主，放疗、化疗效果差，1 年生存率65%，5 年生存率29.2%。悬雍垂癌属于口咽癌，发病率低，仅占口咽癌1.3%，以鳞癌为主，有潜在强侵袭性，易出现淋巴结转移，建议行淋巴结清扫。下咽癌由于早期症状不明显，就诊时多属中晚期，预后较差，多原发癌（multiple primary malignant tumors，MPMT）并不少见。文献报道，在下咽癌合并 MPMT 中，以食管癌多见，而在食管癌相关 MPMT 中，最多的为下咽癌。此两种癌具有关联性，具体原因尚不清楚，故对于下咽癌的患者，建议常规胃镜检查以除外食管恶性肿瘤，而对于食管癌的患者，内镜检查时应注意口咽喉部有无病变。本例患者为 MPMT，其中食管 MEC 和悬雍垂癌均为发病率极低的疾病，文献报道预后差，该患者术后仅接受纵隔放疗，目前术后 2 年，病情稳定，待继续观察。

参考文献

1. 梁运梅，闻春艳，王雪梅，等. 食管黏液表皮样癌临床病理学特征并文献复习. 中国实验诊断学，2010，14（12）：2011 – 2012.

2. 罗庆，闵翔，桂誉淋，等. 原发性悬雍垂恶性肿瘤 3 例报告并文献复习. 临床耳鼻咽喉头颈外科杂志，2017（16）：84 – 85.

3. 李敏，曹轶俵，谢明，等. 下咽癌伴发双重癌 63 例临床分析. 中国眼耳鼻喉科杂志，2017（5）.

（李　浩）

术后并发症

029　食管囊肿术后并发乳糜胸一例

病历摘要

患者女性，48 岁。1 个月前无明显诱因出现胸闷、心悸，间断发作，夜间侧卧位时加重，无胸痛、背痛、呕吐等不适，外院检查发现后纵隔囊性占位。为进一步诊治，门诊收住院。既往因"乳腺囊肿"手术治疗，颈椎病、腰椎病病史 3 个月。无吸烟、饮酒史。

体格检查：胸廓对称，双侧颈部及锁骨上未触及肿大淋巴结。

触觉语颤对称，无胸膜摩擦感，双肺叩诊清音，双肺呼吸音清，双肺未闻及干湿性啰音及胸膜摩擦音。

辅助检查：胸部CT（2018年6月27日）示：后纵隔内气管分叉后方，主动脉及食管右旁间隙不规则囊性肿物，最大横径3.5cm×2.4cm，平扫CT值15HU，增强扫描未见强化，考虑良性病变，囊肿或神经组织来源肿瘤（图45）；超声胃镜（2018年6月28日）：食管黏膜光滑，距门齿27～30cm见食管壁呈外压性隆起，超声见食管壁外低密度占位，约3cm×2cm×2cm，考虑囊性占位。

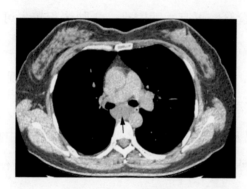

图45 后纵隔肿物

诊断：后纵隔囊性病变（支气管囊肿？食管囊肿？），颈椎病，腰椎间盘突出。

治疗情况：2018年7月4日全麻胸腔镜下纵隔囊肿切除术，术中发现为食管侧壁囊肿，探查后未见其他额外血供，行食管囊肿剥离。手术顺利。术后禁食，静脉营养支持，3天后经口进食，胸腔引流液增多，300～400ml/日，色浑浊，体温正常，考虑乳糜胸，禁食3周后，正常饮食见引流液清凉，量不多，拔除引流管。

病理结果：（纵隔囊肿）囊壁样组织1块（4.0cm×2.5cm×0.5cm），囊壁内衬单纯扁平上皮，示为良性囊肿。

病例分析

　　本例患者为中年女性，主因间断胸闷、心悸 1 月余入院，入院前已排除心脏疾患，胸部 CT 提示后纵隔囊性病变，超声胃镜发现食管中段管壁外囊性占位。临床诊断首先考虑为支气管囊肿或食管囊肿。两者均为先天性疾病，为胚胎发育异常所致。支气管囊肿常表现为咳嗽、胸闷、胸痛，部分患者可无症状，也有位于呼吸系统以外的支气管囊肿，如前纵隔，食管壁内支气管囊肿也有报道。食管囊肿压迫食管管腔可有吞咽困难，囊肿体积较大可有胸闷、气促症状。本例患者症状可能与后纵隔囊肿有关，而且囊肿有感染、出血、穿孔风险，有手术指征。手术切除，术中发现为食管侧壁囊肿，术后得以病理证实。术后进食后出现浑浊胸水，每日量 300 ~ 400ml。因体温及血象正常，可除外脓胸，考虑术中损伤胸导管的分支所致。胸外科手术损伤胸导管或分支的情况并不少见，如食管癌主动脉弓上吻合、后纵隔肿瘤切除、肺癌纵隔淋巴结清扫等。乳糜胸的治疗首先要禁食，减少乳糜液形成。部分乳糜胸量较少的患者即可自行愈合，如本例患者。对于乳糜胸量大的患者，根据情况可采用手术治疗或保守治疗。对于保守治疗，笔者经验，可在保证引流通畅、维持营养和水电解质平衡的基础上，暂时夹闭引流管，提高胸腔内压力来闭合淋巴管漏口，也可尝试胸腔内注射促粘连药物，如高张糖、榄香烯乳注射液等封闭胸膜腔。此类方法非指南推荐，仅供参考。

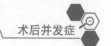

病例点评

食管囊肿（esophageal cyst）属肠源性囊肿，可发生于食管的任何部位，以下段右侧多见，边界清晰，通常不与食管相通。早期多无症状，体积较大时常见胸痛、胸闷和吞咽困难。食管囊肿不但易溃疡穿孔，且可以癌变，外科手术是治疗的唯一方法，预后好。胸导管是全身最大的淋巴导管，长 30 ~ 40cm，下端起自乳糜池，经主动脉裂孔进入胸腔，沿脊柱右前方、食管后方、奇静脉和主动脉之间上行，在第四至第五胸椎水平移向左侧，越过主动脉弓后，于食管左侧上行至颈根部。胸导管损伤可引起胸腔积液（乳糜胸）。最常见为外科手术损伤，如上中段食管癌切除、心脏大血管手术及后纵隔肿瘤切除手术，均有可能伤及胸导管。胸导管损伤的主要症状是大量乳糜液丢失而致营养缺乏机体衰弱，另一症状为大量乳糜液积聚在胸腔压迫心脏和肺致呼吸循环功能不全。确诊需要胸液送检，加入乙醚后胸液澄清，或用苏丹Ⅲ染色后显微镜下观察到橙黄色脂肪球即可明确诊断。小的胸导管裂口可经保守治疗而愈，包括穿刺抽液或置胸管引流、补充蛋白质等营养物质和促使胸膜腔粘连等措施。乳糜胸的治疗视病因不同而异，何种乳糜胸应该手术治疗众说纷纭，目前主要的治疗方法有非手术治疗及手术治疗，非手术治疗的措施包括有效的胸腔引流、良好地促使肺复张、低脂肪饮食或禁食、维持营养和水电解质平衡等。手术治疗为剖胸或胸腔镜下胸导管结扎。因乳糜液中含有大量淋巴细胞，乳糜本身具有抑菌作用，因此乳糜胸发生感染的可能性较小，无须常规使用抗生素预防感染。

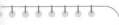

参考文献

陈巧妮，陈民源. 先天性食管囊肿一例. 海南医学，2012，23（12）：139.

（刘春全）

030 食管癌术后并发吻合口瘘一例

病历摘要

患者男性，66 岁。3 个月前无明显诱因出现进食哽噎感，伴下段胸骨后烧灼感，无声音嘶哑，无恶心、呕吐，无腹痛、腹泻，无黑便。17 天前就诊于当地医院，胃镜提示食管下段溃烂，取活检 4 块，病理中分化鳞状细胞癌。为进一步治疗，收入我院。既往高血压 10 年，最高血压 160/100mmHg，自服硝苯地平缓释片、厄贝沙坦片，血压控制可；糖尿病 3 年，空腹血糖最高 8.4mmol/L，自服二甲双胍、阿卡波糖、格列齐特，血糖控制可；脑梗 3 年；今年 2 月行右侧下肢大隐静脉剥脱术。否认吸烟史，饮酒 500g/天，饮酒史 30 年，近 3 年已戒酒。

体格检查： 双侧颈部及锁骨上未触及肿大淋巴结。双肺触觉语颤对称，未触及胸膜摩擦感，双肺叩诊音清，双肺呼吸音清，双肺未闻及干湿性啰音及胸膜摩擦音。

辅助检查：

电子胃镜检查（术前）：距离门齿 32～35cm 食管管腔居中偏右壁可见广泛隆起，表面凹陷，伴充血、水肿，管腔轻度狭窄，内镜

笔记

可通过，于病变处取活检 4 块（图 46）。

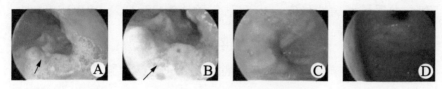

图 46　术前电子胃镜检查

术后电子胃镜（吻合口瘘）：进镜距门齿约 29cm 可见吻合口狭窄，5 点位可见瘘口形成，吻合口周围可见吻合钉残留，进入胃内，可见较多食物存留，置入三腔胃肠营养管（图 47）。

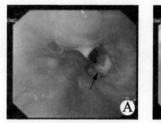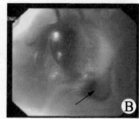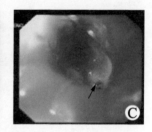

图 47　术后电子胃镜：吻合口瘘

术后电子胃镜（吻合口瘘消失）：进镜距门齿约 29cm 见吻合口，吻合口周围见吻合钉，未见吻合口瘘口，进入胃内，见三腔胃肠营养管（图 48）。

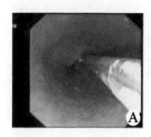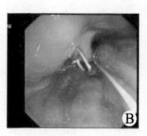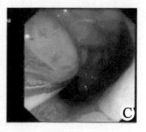

图 48　术后电子胃镜：吻合口瘘消失

诊断： 食管中段癌，高血压病，糖尿病，陈旧性脑梗死，右下肢静脉曲张术后。

治疗经过： 2017 年 10 月 10 日经左胸开胸探查 + 食管癌切除

术 + 食管胃弓下吻合 + 淋巴结清扫术 + 腹腔粘连松解术。手术顺利，术后早期病情稳定，术后第 7 天体温 38.1℃，WBC 13.83 × 10⁹/L，GR 77.3%，胸腔引流液呈暗黄色浑浊。患者一般情况可，生命体征稳定。口服造影剂后胸部 CT 见食管腔内可见对比剂填充，未见外漏，左侧胸腔可见引流管影、少量气体密度影及气液平。电子胃镜检查提示吻合口瘘（图 47）。置入空肠营养管，禁食，肠内及肠外营养支持，抗感染，引流，14 天后，复查胃镜见瘘口愈合（图 48）。试饮水后无发热，过渡到正常饮食。平稳出院。

病理结果：食管溃疡型中分化鳞状细胞癌（3.2cm × 2.2cm × 1.6cm），肿瘤侵透肌层达外膜。脉管内可见癌栓。胃断端及另送食管残端未见癌。小弯侧淋巴结 2 枚未见癌转移，另送（食管旁）淋巴结 1 枚未见癌转移。

病例分析

本例患者为老年男性，食管癌诊断明确，实施常规手术治疗。吻合口瘘是食管癌手术严重并发症，常见于术后第四至第七天。该病例术后第七天发热，血象高，胸腔引流液浑浊，临床高度怀疑吻合口瘘。口服造影剂后检查胸部 CT，虽未见造影剂外漏，但可见胸腔内气体及气液平，吻合口瘘诊断基本成立。结合患者一般状况和生命体征，认为瘘口较小，胸部 CT 亦未见胸腔内大量液体存留或包裹，全身感染中毒症状不重，决定保守治疗。治疗原则为通畅引流及保证营养。首先行胃镜检查，既进一步明确诊断，同时留置空肠营养管。通过肠内、肠外营养支持，禁食，胃肠减压，使用敏感抗生素控制感染，瘘口愈合。营养支持是消化道术后的重点，肠内营养较肠外营养更符合生理，所以对于术后营养，尤其是长时间的营养支持，首选肠内营养。很多同道在术中常规留置经鼻肠营养管或空肠穿刺营养管，值得借鉴。

病例点评

食管癌的治疗以外科手术为主，放疗和化疗为辅助手段。尽管手术技术不断改良，对术后恢复有促进作用，但仍属于复杂手术，耗时长，创伤与麻醉对机体影响较大，且术后吻合口瘘无法完全规避。吻合口瘘的原因主要为胃游离不充分导致吻合口张力过高、胃周围血供不足，其他，如术前吸烟、中重度阻塞性肺部疾病、手术时间大于 5 小时等。术后重点观察患者一般状况和生命体征，怀疑有瘘时，要行消化道造影、胸部 CT，必要时行胃镜检查，从而及时发现吻合口瘘。吻合口瘘一旦发生将导致消化液外溢，引起全身性感染与多器官衰竭，以及感染继发出血、气管食管瘘、食管主动脉瘘等，具有较高致死率，是消化道癌症根治术后最为严重的并发症。有报道称，吻合口瘘死亡率 18.5% ~ 57.1%。吻合口瘘的治疗强调早发现、早治疗，尽量减少毒素吸收。治疗方式分为保守治疗和手术治疗。对于早期胸内瘘，瘘口较大，时间早，体质好、能耐受二次手术者，可行脓胸清除，同时吻合口修补或重新吻合；保守治疗主要从引流通畅、胃肠减压、抗感染和营养支持等方面入手。目前国内外均有较多针对吻合口瘘预防的临床研究，多以抗感染、胃肠减压、肠内营养支持及吻合技术优化等方案为主。尽管降低食管癌术后吻合口瘘发生率效果显著，但因患者体质差异较大而无法完全防范，因而尽早发现并采取有效治疗措施至关重要。

参考文献

1. 陈泉，王鹏程，贾卫光，等．食管癌术后吻合口瘘的特点及防治对策．实用临床医药杂志，2014，18（7）：122.

2. 黄侃，刘松，陈宝俊．食管癌根治术后吻合口瘘的危险因素分析．临床外科杂志，2018，26（9）：671－673.

3. 赵龙．食管癌术后吻合口瘘62例诊疗探讨．中外医疗，2018，30：43－45.

（刘春全）

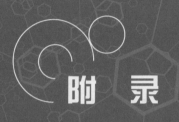

附　录

首都医科大学附属北京友谊医院简介

　　首都医科大学附属北京友谊医院始建于1952年，原名为北京苏联红十字医院，是新中国成立后，在苏联政府和苏联红十字会援助下，由党和政府建立的第一所大型医院。1954年位于西城区的新院址落成时，毛泽东、周恩来、刘少奇、朱德等老一辈革命家为医院亲笔题词。毛泽东主席特别题词"减少人民的疾病，提高人民的健康水平"。

　　1957年3月，苏联政府将医院正式移交我国政府，周恩来总理亲自来院参加了移交仪式。1970年，周总理亲自为医院命名为"北京友谊医院"。

　　德高望重的老一辈医学专家为北京友谊医院的创建和发展做出

笔记

117

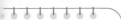

了无私的奉献，包括钟惠澜教授，中国科学院生物学部委员，我国第一位热带病学家；王宝恩教授，第一个在国际上提出并首先证明了早期肝硬化的可逆性；李桓英研究员，著名麻风病防治专家，获国家科技进步一等奖；祝寿河教授，儿科专家，第一个提出654-2可以改善病儿微循环功能障碍；于惠元教授，施行了我国第一例人体亲属肾移植手术。

目前，首都医科大学附属北京友谊医院是集医疗、教学、科研、预防和保健为一体的北京市属三级甲等综合医院，是首都医科大学第二临床医学院。医院设有西城院区和通州院区，其中通州院区位于北京城市副中心。拥有硕士培养点 31 个、博士培养点 27 个。研究生导师 137 名；教授、副教授近 140 名。近 60 名教授在中华医学会各专业学会、北京分会及国家级杂志担任副主委以上职务。

医院综合优势明显，专业特色突出，共有临床医技科室 54 个。胃肠、食管、肝胆、胰腺疾病诊治，肝移植，泌尿系统疾病诊治，肾移植，血液净化，热带病、寄生虫及中西医结合诊治是医院的专业特色。消化内科、临床护理、地方病（热带医学）、普通外科、重症医学科、检验科、病理科、老年医学等临床医学专业获批国家临床重点专科项目，医院设有北京市临床医学研究所、北京热带医学研究所、北京市中西医结合研究所和北京市卫生局泌尿外科研究所，拥有消化疾病癌前病变、热带病防治研究、肝硬化转化医学、移植耐受与器官保护 4 个北京市重点实验室。

建院以来，医院得到了各级党委和政府的支持鼓励与悉心指导，也牢记着党和政府及人民群众的殷切希望与盈盈嘱托。在"仁爱博精"的院训精神指引下，医院始终坚持"全心全意为患者服务"，服务首都，辐射全国，大力加强人才队伍建设和医院文化建设，努力使病人信任、职工满意、政府放心。

首都医科大学附属北京友谊医院胸外科简介

一、学科概况和基本评价

首都医科大学附属北京友谊医院胸外科自 20 世纪 50 年代初，由著名胸心血管外科专家范炳哲教授和孙衍庆教授创建，开展胸外科手术已有 60 多年的经验。是北京市三级甲等综合性医院中规模较大、实力较强、开展胸外科手术种类最为全面的胸外科之一。现有病床 45 张，监护室（ICU）床位 8 张。医师 14 人，其中主任医师 6 人，副主任医师 5 人。博士 6 人、硕士 6 人。博士生导师 2 人、硕士生导师 4 人。护士 35 人，其中主管护师 3 人，护师 22 人，护士 10 人。在胸外科疾病的诊断和鉴别诊断方面有极丰富的临床经验，诊断率、手术成功率及患者生存率均达到国内一流水平，尤其是在胸外科疑难、危重疾病的诊治和胸外科复杂手术方面处于国内领先地位。在治疗肺癌、食管癌、纵隔肿瘤、胸壁肿瘤及气管疾病等方面处于国内先进水平。我科在国内较早开展胸外科微创手术，目前微创手术率达到 70% 以上；是国内较早开展喉罩麻醉下电视胸腔镜手术及相关研究的科室。在胸外科快速康复，尤其是在围手术期肺保护方面处于国内领先地位。现每年完成 800 多例胸外科四级手术，位居北京市属医院前列。

二、科室发展

● **不畏艰辛，艰苦创业（1958—1988 年）**

我院胸心血管外科专业的奠基人是我国著名胸心血管外科专家范炳哲教授和孙衍庆教授，之后，金旦年教授和朱大雷教授也为科室的发展做出了巨大的贡献。范炳哲教授于新中国成立后，先后任职我院外科主任、北京市结核病肺部肿瘤研究所所长等职，是我院的第一任外科主任。1958 年，范炳哲教授在艰苦的条件下，率先开始了心脏直视手术的探索，开展了包括低温麻醉、体表降温、半身体外循环下房间隔缺损修补术、肺动脉狭窄切开等心脏外科手术，开创了我院心脏外科手术的先河。孙衍庆教授是我国胸心血管外科领域许多手术的开创者和先驱者，为我国胸心血管外科学的发展做出了突出的贡献。孙衍庆教授于 1961 年完成二尖瓣直视成形术；1965 年完成法氏四联征根治术；1965 年开展了硅胶球人工瓣膜置换二尖瓣的动物实验研究，并利用自制导管开展了冠状动脉造影术；1978 年率领心血管外科小组，推荐王天佑主任等到阿根廷布宜诺斯艾利斯意大利医院心血管外科学习；1979 年试制成功生物心瓣膜，并于同年成功应用于临床；1982 年成功进行了夹层动脉瘤切除人工血管术；1985 年完成全国首例 Benttal 手术，即带瓣管道替换升主动脉和主动脉瓣，同时行冠状动脉口移植。孙衍庆教授在限制性门腔静脉侧分流术治疗门脉高压症方面贡献突出，并总结出最佳切口的计算公式，显著改善了患者的预后。此期间我科普胸方面也居于国内领先地位，1981 年完成肺袖状切除、支气管成形术及段支气管成形术，是国内较早开展此项手术的科室之一。

● **不断进取，勇攀高峰（1989—2003 年）**

20 世纪 80 年代之后，胸部肿瘤，尤其是肺癌的发病率明显增加。我科在王天佑教授的带领下，在胸、心、血管各方面的技术水平都有了很大提高。在胸部疾病的诊断和鉴别诊断方面积累了丰富的临床经验，诊断率、手术成功率及患者生存率均达到国内一流水平。在肺癌、食管癌、纵隔肿瘤、胸壁肿瘤及气管疾病的外科治疗方面处于国内先进水平。王天佑教授曾 3 次赴阿根廷进修学习，师从世界著名心血管外科专家 R. Favaloro 和 D. Liotte 教授。长期从事胸心血管外科临床、教学、科研工作，经验丰富，技术全面，擅长疑难及复杂重症患者的诊治。1990 年王天佑教授在国内首先应用超声刀手术技术进行非典型性局限性肺切除术，治疗单、双肺多发病变、肺内转移瘤和原发良性肿瘤。该项手术技术对肺组织的创伤小，能最大限度保留肺组织及肺功能。术后并发症少，恢复快；1994 年王天佑教授负责主持"骨骼肌心脏辅助"的研究，在国内成功完成我国首例"动力心肌成形术"，当时该技术处于临床研究阶段，全球共完成 600 余例，本例为亚太地区第 4 例，患者现已正常工作、生活 20 余年。动力心肌成形术这一成果，填补了我国在此领域的空白，获卫生部科技进步奖二等奖和北京市科技进步奖一等奖。在此期间，我科还结合在心脏外科和普胸外科两个方面的优势，应用体外循环和心血管外科技术进行肺癌扩大切除、气管肿瘤切除及隆凸成形术，取得良好治疗效果。在食管外科方面，完成多例高位食管癌切除颈部吻合术和结肠代食管等重大手术。自 1995年开始，我科开展电视胸腔镜和纵隔镜等微创手术，是国内最早开展胸腔镜外科手术的科室之一，并邀请霍文逊医师来我院完成 2 例胸腔镜食管癌根治术。

在王天佑教授的带领下，我科在此阶段共获得国家科技进步奖二等奖 2 项，卫生部科技进步奖二等奖 3 项，北京市科技进步奖一等奖 2 项，二等奖、三等奖各 1 项。发表论文 60 余篇，参加编著书籍 8 部。

● **团结专注，平稳发展（2003—2016 年）**

2003 年之后，根据医院部署和学科发展的需要，心脏外科和血管外科从我科剥离，科室工作逐步集中到普胸外科领域。龚民教授自耶鲁大学访问留学回国后担任胸外科主任。龚民教授先后担任中国医师协会胸外科医师分会总干事、办公室主任，北京胸外科医师协会副会长等职。在国内较早开展了微创小切口开胸手术治疗肺癌、食管癌及胸部巨大肿瘤，使之成为肺癌、食管癌及胸部各种肿瘤开胸手术的常规手术切口，成功完成了难度较大的肺减容术、经心包内处理肺血管行肺癌切除术、中央型肺癌行肺癌切除并隆突成形术、肺癌行支气管和血管双袖式切除术、巨大纵隔肿瘤切除、结肠代食管消化道重建术等手术，在国内具有一定的技术优势，并取得良好的远期效果。同时，我科在电视胸腔镜手术方面也不断取得进步。与传统开胸手术相比，电视胸腔镜手术更具有创伤小、恢复快、住院时间短和相对美观等优点。我科较早开展电视胸腔镜手术，但由于各种因素的影响和条件的制约，在起步之后的十余年时间里进展缓慢。之后，在全科的共同努力下，目前已能够开展大多数胸部疾病的电视胸腔镜手术治疗，如胸膜疾病、气胸、肺楔形切除、纵隔良性肿瘤切除，肺叶切除和胸腺扩大切除等电视胸腔镜手术，电视胸腔镜率已占我科手术量的 70% 以上。

快速康复理念是最重要的现代外科理念之一，我科是国内较早倡导和开展胸外科快速康复研究的科室之一。在胸外科快速康复，尤其是在围手术期肺保护方面处于国内领先地位。王天佑教授担任中国医师协会胸外科分会快速康复专家委员会的主任委员，为快速康复理念在胸外科临床工作中的普及和实践做出了巨大的贡献。在国内率先组织专家制定和推出《胸外科围手术期肺保护的专家共

笔记

识》，为全国胸外科医师提供了围手术期处理与快速康复胸外科的技术基础。

2010年，我科联合消化内科成立了北京市第一家"首都医科大学附属北京友谊医院食管疾病中心"。凭借丰富的临床经验和先进的设备，能够及早发现食管疾病，并给予确诊和及时治疗。在食管外科方面，我科具有较高的治疗水平，积累了3500多例食管癌、贲门癌手术治疗经验，尤其是在高位食管癌、全胃切除、空肠及结肠代食管等复杂食管外科手术方面临床经验丰富。多年来，不断探索和研究食管癌和贲门癌切除后消化道重建的食管胃吻合技术（手工和机械吻合），参与设计的"胃舌状浆肌瓣覆盖、食管－胃黏膜吻合术"和"套入式食管－胃黏膜吻合术"，已在高发区临床应用数万例，效果满意，大大减少了长期困扰传统食管外科的术后吻合口瘘、狭窄和反流等三大并发症，提高了患者的生活质量。另外，在贲门失迟缓症、食管裂孔疝、外伤性食管破裂、食管异物及食管平滑肌瘤等食管良性疾病的外科治疗方面，我科也积累了很多病例和经验，并有独到之处。2014年，国家消化系统疾病临床医学研究中心正式授牌，同时我科设立消化系统疾病临床医学研究中心食管外科部。我科将充分利用这一平台，在食管外科临床、标本库的建立、食管组织工程学研究等各方面不断推进，取得更大的进步。

在临床科研方面，我科近年来进行了Ⅲ期非小细胞肺癌新辅助化疗的临床研究，环氧化酶COX－2、S100A8A9蛋白及新型单克隆抗体GLC－238在非小细胞肺癌的表达及其临床意义的研究，肺癌前哨淋巴结的标测在肺癌淋巴结清扫术中应用的研究，食管癌原位动物模型的建立，新型药物控释系统在食管癌、肺癌局部化疗中的应用研究，*WIF－1*基因启动子区甲基化与肺癌临床病理分期关系的研究，电视胸腔镜手术与胸腔闭式引流术治疗首次复发青少年气

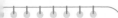
胸的前瞻性对照研究，人工组织工程学食管等十余项研究，并取得显著成果。

- 把握时机，重塑辉煌

自 2016 年开始，李简教授正式担任我科主任，他在国内率先开展胸部微创手术；提出了许多新理论并建立了多种新术式，其中有 3 项已逐渐被国内外同行所接受和推广。这些创新不但解决了胸外科的许多难题，还挽救了数以千计的生命。尤其是建立的"预防局部 – 区域复发肺癌切除方法"及多种晚期肿瘤的手术治疗方法，使肺癌、食管癌及纵隔等恶性肿瘤的治愈率大幅提高。目前，以通州院区顺利试开业为标志，我院迎来了一个黄金发展机遇。按规划，至首都医科大学附属友谊医院通州院区和顺义院区全面开放，胸外科总床位数预计将达到 100 张以上。

（崔　永）